AYUNO INTERMITENTE PARA MUJERES

Guía completa para perder peso rápidamente, aumentar tu energía y vivir saludablemente

DR. JESSICA FOSS

JF Publishing

Copyright 2018 por Jessica Foss - Todos los derechos reservados.

Este documento está dirigido a brindar información exacta y fiable sobre el tema al que compete. La publicación se vende con la idea de que el editor no está obligado a rendir cuentas, esta oficialmente autorizado, o de lo contrario, los servicios del personal calificado. Si es necesario, asesoramiento legal o profesional, una práctica individual en la profesión debe ser ordenado.

- A partir de una declaración de principios que fue aceptada y aprobada igualmente por un Comité de la American Bar Association y un Comité de Editores y asociaciones.

De ninguna manera es legal para reproducir, duplicar o transmitir cualquier parte de este documento en medios electrónicos o en formato impreso. Grabación de esta publicación está estrictamente prohibido y cualquier almacenamiento de este documento no está permitida a menos que cuente con el permiso por escrito del editor. Todos los derechos reservados.

La información proporcionada aquí se dice sea veraz y coherente, en el que cualquier responsabilidad, en términos de falta de atención o de otra forma, por cualquier uso o abuso de las políticas, procesos o instrucciones que contienen es la solitaria y de absoluta responsabilidad del lector destinatario. Bajo ninguna circunstancia de cualquier responsabilidad jurídica o la culpa se celebrará contra el editor para cualquier reparación, daños, perjuicios o pérdidas monetarias debido a la información contenida en ella, ya sea directa o indirectamente.

Respectivo autor posee todos los derechos de autor no mantenidos por el editor.

La información que aquí se ofrece con fines informativos exclusivamente, y es tan universal. La presentación de la información es sin contrato o cualquier tipo de garantía de fiabilidad.

Las marcas comerciales que se utilizan son sin consentimiento, y la publicación de la marca es sin permiso o respaldo por parte del dueño de la marca registrada. Todas las marcas comerciales y las marcas mencionadas en este libro son sólo para precisar los objetivos y son propiedad de los propios dueños, no afiliado con este documento.

INTRODUCTION

Primero antes que nada me gustaría darte las gracias por la confianza y por haberme elegido para emprender este viaje hacia el mundo del **Ayuno Intermitente para Mujeres** Este libro te ayudara a que domines este mundo y logres obtener una salud excelente a través de lograr una vida saludable.

Estamos conscientes que incursionarse hacia el mundo del ayuno puede ser tedioso y muy lento, ya hemos probado de todo desde contar los gramos, las calorías, dejar de comer las comidas que tanto nos gustan y por supuesto, comenzar con las rutinas de ejercicios en el gimnasio. Es por esto que al no ver resultados te puedes sentir muy desmotivada y menos si no se dan en el tiempo que estableciste la meta para lograrlo.

Complementando al **Ayuno Intermitente**, la dieta y el ejercicio son los métodos mas efectivos para poder liberar tu mente y cuerpo y poder lograr una armonía en general con el ambiente que te rodea.

Una de las cosas que mas me llamo la atención cuando comencé a utilizar el **Ayuno Intermitente** fue que me permitía seguir con mi rutina diaria y mi trabajo sin interferir, ya que realizaba los ayunos a una hora determinada dependiendo del tiempo disponible donde me dedicaba de lleno a estar con la mente plena.

INTRODUCTION

En este libro te enseñare los diferentes abordajes hacia la el **Ayuno Intermitente**, porque funciona, cual es el secreto detrás y también vamos a derribar algunos mitos relacionados con esta disciplina.

El objetivo de este libro es enseñarte a tener un estilo de vida mas saludable a medida que vas librando del estrés y el nerviosismo, sin tener que realizar muchos sacrificios en tu estilo de vida actual, que todos sabemos que entre el trabajo y los demás quehaceres no nos queda mucho tiempo para dedicarnos a nosotros mismos.

También me he tomado el tiempo de desarrollar técnicas de **Ayuno Intermitente** que describiré en este libro y que he puesto en practica personalmente.

Mi objetivo, también, no es solo educarte sino motivarte, a dar ese paso que tanto te cuesta y tomar acción, es por esto que quiero pedirte una cosa, no te rindas a lo largo de este libro, sigue al pie de la letra mis instrucciones, prueba este método de mindfulness, te prometo que al terminar este libro y aplicar paso por paso mis consejos y enseñanzas vas a lograr una vida saludable, un estilo de vida positivo basado en la felicidad y una armonía en tu cuerpo que es lo que siempre quisiste.

Sin más preámbulos, ¡vamos a comenzar!

Muchas gracias por adquirir este libro, espero que lo disfrutes así como yo disfrute escribiéndolo.

ALGO A TENER EN CUENTA

ADVERTENCIA

Tenga en cuenta que la información contenida en este documento es **sólo para fines educativos y de entretenimiento**. Se ha hecho todo lo posible para proporcionar información completa fiable y actualizada. No se expresan ni implican garantías de ningún tipo. Los lectores reconocen que el autor no se dedica a la prestación de asesoramiento legal, financiero, médico o profesional.

Al leer este documento, el lector acepta que bajo ninguna circunstancia somos responsables de las pérdidas, directas o indirectas, que se incurran como resultado del uso de la información contenida en este libro, incluyendo, pero no limitado a errores, omisiones o circunstancias.

1

INTRODUCCIÓN AL AYUNO INTERMITENTE PARA LAS MUJERES

El Ayuno Intermitente (AI) o Intermittent Fasting (IF) como se le conoce en inglés, es una manera saludable para bajar de peso, puede decirse que técnica usada de los inicios de la vida, y fue redescubierta aproximadamente en el año 2010.

Ayunar es abstenerse total o parcialmente de comer o beber algún alimento, no es una dieta, ya que no se trata de qué se puede comer y cómo comer. El ayuno intermitente consiste en alternar los períodos de alimentación, es saltar comidas.

Es un método de supervivencia que usan los animales en la selva, debido a los largos períodos de sequía o en la época de frío. Ayunan hasta que logran conseguir sus alimentos.

No se debe confundir inanición con el ayuno intermitente, la inanición es la falta de alimentación de manera involuntaria, no es intencional, ni es controlada por la persona, porque no se tiene el alimento La inanición trae sufrimiento grave, desnutrición, y hasta podría llevar a la muerte.

El ayuno intermitente se hace de manera voluntaria, consciente y controlada, es una decisión tomada por la persona que la práctica. Se tiene el alimento, pero se toma la determinación de no comer.

Para las personas que desean iniciarse con esta técnica, lo ideal es hacerse un chequeo general antes de hacerlo. El ayuno intermitente tiene muchos beneficios para la salud física y mental, ya que al estar bien físicamente nos vamos a sentir mejor con nosotros mismos.

Muchas veces hemos hecho ayuno intermitente sin darnos cuenta, porque vivimos en un mundo en el que los quehaceres diarios en muchas ocasiones hacen que nos saltemos alguna comida por falta de tiempo, nos ocupamos tanto que no nos da tiempo de comer.

Ayuno intermitente es como lo indica su nombre, es no comer durante unas horas, nada de alimentos que contengan calorías, sólo se puede consumir agua, té, café o leche sin azúcar.

- **•¿Por qué el ayuno intermitente funciona y es tan efectivo?**

Debemos entender que la comida se convierte en energía para nuestro cuerpo, la energía que no es usada de forma inmediata va a ser almacenada para ser usada después. La insulina es la hormona que cumple la función de almacenar esa energía alimentaria.

Cuando comemos el nivel de insulina aumenta, lo que hace que la energía sobrante sea almacenada y lo hace de dos maneras. El azúcar se une en largas cadenas que se llaman glucógeno, la cual se va a ir a almacenar en el hígado y a los músculos, pero, el espacio allí es pequeño, es limitado, por lo que el hígado al estar lleno éste comienza a transformar esa glucosa sobrante en grasa. A este proceso se le conoce como *lipogénesis de novo*, lo que significa crear de nuevo grasa. La cantidad de grasa que creada es ilimitada y se acumula por todo el cuerpo.

Seguramente hemos escuchado el término de quemar grasa. Esto se refiere al hecho de que cuando no comemos o cuando ayunamos, nuestro nivel de insulina baja, y el cuerpo comienza a tomar la energía almacenada, quema la energía almacenada y es porque no recibe alimento. Es decir, la glucosa sanguínea disminuye y el cuerpo comienza a tomar la glucosa almacenada y la convierte en energía.

Gracias a la glucosa podemos gozar de obtener la suficiente energía para nuestro cuerpo en un tiempo de aproximadamente 24 a 36 horas, ya que el glucógeno es la fuente de energía a la que se tiene el acceso más fácil.

Nuestro cuerpo puede estar sólo de dos maneras o estados, comiendo o en absorción y subiendo la insulina, o en ayuno y manteniendo el nivel de insulina bajo. En otras palabras, estamos almacenando energía o la estamos quemando. Por ejemplo: si al levantarnos comenzamos a comer y no dejamos de hacerlo hasta el momento de acostarnos a dormir, estaremos en estado de absorción constantemente, lo que con el tiempo nos llevará a engordar y a ser obesos. Porque no permitimos que el cuerpo queme o use la energía que ha sido almacenada.

La energía que se almacena es para ser usada, es un proceso natural en los seres vivos, los osos, los perros, los leones, las gacelas, todos los animales y eso nos incluye a los seres humanos. Se le conoce también como subnutrición o restricción calórica y ayuda a alargar la vida en los mamíferos.

Por lo que no debe parecernos extraño, ni malo el usar de esta técnica del ayuno intermitente. El cuerpo siempre guardará para cuando no hay nada que comer, es algo natural.

Además de ayudarnos a perder peso, el ayuno intermitente desintoxica el organismo, nos ayuda a sentirnos mejor. Al quemar esas grasas el cuerpo elimina toxinas y depura después de esos días de comer de todo. Se eliminan esas grasas saturadas o trans, que son las principales causas de tener los niveles de colesterol elevados.

Por lo que debería de existir el balance entre ambas para mantener el cuerpo sano y saludable.

El ayuno intermitente nos ofrece muchas ventajas a diferencia de las dietas que frecuentemente intentamos hacer. Las dietas son más complicadas, son costosas, las dietas nos quitan tiempo, son limitadas, la eficacia de las dietas es variada. El ayuno intermitente es gratis, nos simplifica la vida, el ayuno se puede hacer en cualquier lugar, sin quitarnos tiempo, al contrario, nos ahorra tiempo, es muy eficaz en la disminución de insulina y el peso corporal.

Aparte de ayudarnos a bajar de peso, el ayuno intermitente también nos ayuda a mejorar el funcionamiento hormonal, nos acelera el metabolismo, ya que concuerdan los niveles bajos de insulina con los altos niveles de la hormona de crecimiento y aumenta la norepinefrina o noradrenalina.

El ayuno intermitente es un proceso en el que la descomposición de la grasa corporal aumenta, haciendo el fácil uso como energía, es decir, se queman más calorías y es lo que nos hace perder peso.

Ambos sexos, tanto masculino como femenino, pueden hacer uso del ayuno intermitente, pero, hay que tomar en cuenta que las mujeres tienen un metabolismo y un sistema hormonal muy diferentes del de los hombres, que pudieran entrar en peligro con el régimen del ayuno.

Realizar esta técnica con mucho rigor o de forma incorrecta puede causar variaciones hormonales a la larga.

Pero, a pesar de ello y según un estudio reciente, si se siguen algunas precauciones, las mujeres pueden hacer el ayuno intermitente de manera segura, sin padecer de los efectos negativos y obtener los mismos beneficios para la salud que el hombre.

Algunas de las recomendaciones para que la mujer obtenga estos beneficios:

- Para las mujeres embarazadas, que estén lactando, ni para quienes tengan problemas para dormir o que padezcan de estrés crónicos, no es recomendable.
- Mujeres que hayan padecido de algún desorden alimenticio como la bulimia, la anorexia o el comer compulsivamente.
- Los ayunos deben ser cortos, no tan seguidos.
- Durante los ayunos se debe ingerir bastantes líquidos, escuchando nuestro cuerpo y sin forzarlo, para no sentirnos mal.
- Para los días de ayuno se pueden hacer ejercicios físicos ligeros para no causar un desequilibrio hormonal, ni estrés metabólico. Y los días en que no se ayuna si se pueden hacer los ejercicios físicos intensos.
- No comenzar con los ayunos de 16 horas, hay que empezar poco a poco, hasta que el cuerpo se adapte a esta modalidad.

La efectividad del ayuno intermitente dependerá de la fuerza de voluntad, de la constancia en que se haga esta práctica.

Mediante una investigación se demostró que es efectivo este régimen, las personas que mantuvieron al pie de la letra el ayuno intermitente y lo siguieron por el lapso de seis meses, perdieron un 9% de su grasa corporal.

En el año 2011 se realizó un estudio en mujeres, las cuales padecían de sobrepeso, a estas mujeres se les pidió que consumieran alrededor de 540 calorías dos veces a la semana, mientras que el resto de los días el consumo diario era de 1.500 calorías. El resultado de dicho estudio arrojó que estas mujeres en un lapso de seis meses perdieron entre cinco y seis kilos.

Muchos estudios demuestran la efectividad para la pérdida de peso, para mantener el nivel de insulina, retarda el envejecimiento, el colesterol y mantener el cuerpo en forma.

Según Carter S. Clifton PM, Keogh JB, demostraron en un estudio piloto que fue realizado en 137 adultos con diabetes tipo 2 y una media de edad de 61 años, de ambos sexos, donde se indica que el ayuno intermitente es tan eficaz como lo es una dieta baja en calorías, porque ambos métodos ayudaron a los participantes a reducir el peso y les controló el nivel de glucemia.

Los investigadores en dicho estudio dividieron a los participantes en dos partes. Las personas del primer grupo se les hizo seguir una dieta hipocalórica en la cual debían ingerir entre 1.200 y 1.500 kilocalorías diarias divididas en tres partes, con un 30% de proteínas, 45% en carbohidratos y en un 25% de lípidos. El segundo grupo tenían que mantenerse en el ayuno intermitente, en el que se les hizo consumir entre 500 y 600 kilocalorías diarias, en las que estaba incluido un mínimo de 50 gramos de proteínas, esto debía ser en el lapso de dos días a la semana, a elección del participante, ya que podían ser seguidos o no, y continuar con la dieta normal durante los cinco días restantes de la semana.

Luego de los tres meses, que fue la duración de la investigación, se constató que, en los pacientes que hicieron el ayuno intermitente la bajada de peso fue levemente superior, de 6.8 kg, en comparación al grupo de los participantes que hicieron la dieta hipocalórica que bajaron 5 kg. Y los resultados del control de la glucemia fueron bastante similares en los dos grupos.

Este estudio confirma que el ayuno intermitente si es muy beneficioso para aquellas personas que padecen de diabetes, porque a muchas personas se les hace más fácil mantener y seguir una dieta para bajar de peso y que además puedan seguir comiendo lo que normalmente consumen constantemente, a pesar de que deben ayunar un par de veces en el transcurso de la semana.

•Cómo el ayuno impacta tu cuerpo de manera positiva al ser mujer.

Puede ser que no presente ninguna ventaja para algunas mujeres que se inician por primera vez en el ayuno intermitente. Es normal que se llegue a experimentar mucha debilidad, problemas para dormir, que comiencen con presentar irritabilidad y falta de concentración.

Después del ayuno intermitente se puede experimentar un hambre descontrolada y caer en la sobrealimentación. Lo cual no sucede en los hombres, ellos no parecen pasar por estos inconvenientes.

Esto ocurre debido a que las mujeres son hormonales y por lo tanto son más delicadas en ese aspecto, y el balance se descontrola si el ayuno intermitente no se hace de manera adecuada.

Al practicar el ayuno intermitente, a la mujer se le desinflama la barriga y la vuelve más plana, esto conlleva a que el estado de ánimo se eleve y hace que se sienta mejor consigo misma. Mejora la digestión de la mujer, la piel se hace más suave y limpia, y hasta se aprende a controlar la mente para no caer en la sobrealimentación luego de hacer el ayuno.

Esto no ocurre de inmediato, después del tercer mes aproximadamente es que se comenzarán a ver los resultados, siempre y cuando se haga a cabalidad.

El ayuno intermitente además de hacer bajar de peso, es magnífico para que la masa muscular se mantenga, se preserve o en caso de obesidad se comience a notar, ya que se restringe el consumo de calorías y esto ayuda a mantener la masa muscular.

•Derribando algunos mitos comunes acerca del ayuno intermitente.

Mito 1: Es peligroso el ayuno intermitente en las mujeres.

Realmente no hay un estudio que indique que exista algún peligro para las mujeres que practican el ayuno intermitente, sólo se puede mencionar que pudiera ocurrir un desequilibrio hormonal en el periodo de ayunas.

En mujeres humanas no se han realizado ningún estudio. Pero, sí se han hecho diversos estudios en ratas hembras, a las que, en un periodo de tres a seis meses se les pone a hacer ayuno intermitente y eso mostró que los ovarios disminuyeron, el ciclo menstrual se volvió irregular, el ritmo de reproducción cambió y hasta algunas ratas se volvieron infértiles.

A pesar de esto, las mujeres deberían tomar ciertas precauciones al comenzar el ayuno intermitente como método para la pérdida de peso.

Mito 2: El ayuno puede bajar los niveles de azúcar en la sangre.

Nuestro cuerpo está perfectamente diseñado, de manera que, cuando comemos se produce insulina para así almacenar el exceso de glucosa, pero, cuando se ayuna el cuerpo produce glucagón para liberar la glucosa que fue almacenada.

Según estudios las personas con resistencia a la insulina y que practican el ayuno intermitente les ayuda a recuperar la sensibilidad, más que los que hacen la clásica restricción de calorías.

En otro estudio con pacientes de diabetes tipo 2, se concluyó que hubo mejor respuesta en quienes consumían dos grandes comidas al día que aquellas personas que hacían seis comidas pequeñas al día.

La única excepción vendría a ser para aquellas personas que padecen de hipoglucemia, aunque no hay ningún estudio que lo certifique, es algo que aún está por comprobarse.

Mito 3: Se sentirá hambre todo el tiempo.

La leptina es producida por las células de grasa, ésta es una hormona que pasa la información cuando se está saciado y satisfecho, se reduce su nivel mientras se tiene hambre y aumenta de nivel cuando se está lleno.

Aquellas personas que padecen de sobrepeso, tienen una mayor cantidad de células grasas, ya que tienen más leptina en su organismo, lo que se puede traducir en una resistencia a esta hormona, lo que hace muy difícil que pase la información de que se está satisfecho.

El ayuno intermitente demostró que para esas personas que sus niveles de leptina era menor durante el ayuno, es decir, que es una resistencia mínima a la leptina y por lo tanto una mayor pérdida de peso.

Mito 4: Puede destruir tu metabolismo.

Nuestro metabolismo no va a variar por ayunar 2 o 3 veces por semana, para que esto suceda y el metabolismo se ralentice hay que pasar por un muy extenso periodo sin ingerir alimentos. Según un estudio se concluyó que después del tercer día sin comer es que se ralentiza el metabolismo.

Y el ayuno intermitente no se trata de pasar largos periodos sin comer, sino de alternar los periodos de ayuno y los de comer.

Gracias al ayuno intermitente a corto plazo no sólo ralentiza el metabolismo, sino que también produce un pequeño aumento del mismo y libera neurotransmisores, cuya función es la motivación y el estrés del sistema nervioso.

Mito 5: Causa estrés:

La hormona del estrés o cortisol, tiene como funciones principales aumentar el nivel de azúcar en la sangre, lo que se conoce como gluconeogénesis, aumenta la presión arterial, suprime el sistema inmune y ayuda en grasas y proteínas como forma de ayudar al organismo para así poder lidiar con enfermedades, lesiones y el estrés.

En un estudio se determinó que se produce poco o ningún cambio en los niveles de cortisol, en un corto período de ayuno. Por ejemplo, el periodo de 24 horas, incluso el periodo de 72 horas en ayuno. Pero, a partir de 4 días de ayuno si se nota el incremento de cortisol, pero muy bajo.

El ayuno intermitente mantiene los niveles de cortisol equilibrados, por lo tanto, no hay estrés durante su práctica.

•Todo lo necesario para comenzar con el ayuno intermitente.

Para iniciarnos en la práctica del ayuno intermitente es necesario seguir un protocolo, lo primordial sería hacerse un chequeo general, para así llevar un control de nuestro avance y los cambios en los valores tanto hormonales que se puedan generar y los niveles de grasas que tengamos.

Luego debemos estudiar los diferentes tipos de ayunos intermitentes que existen y hacer un plan, para lograr los resultados esperados. Lo recomendable es comenzar con uno fácil y sencillo hasta que nos acostumbremos al ayuno intermitente.

Este estilo de alimentación pudiera llegar a ser un tanto complicado, por esto es indispensable hacer la planificación que esté acorde con nuestro estilo de vida. En caso de ser deportistas lo ideal es ejercitarse después de terminar el ayuno.

El número de calorías que vamos a consumir y la cantidad de comida a consumir después del ayuno es algo que se debe tomar muy en cuenta, ya que el cuerpo necesita de una cantidad específica diaria de calorías, no excedernos, ni comer por debajo de la cantidad ideal.

Si comemos alimentos ultra procesados o comida basura para cubrir nuestras necesidades calóricas, estamos cometiendo un grave error, es muy importante para nuestra salud, lo mejor es consumir alimentos que realmente aporten los nutrientes necesarios para nuestro cuerpo, como los alimentos frescos, verduras, legumbres, frutas, semillas y frutos secos.

2

TIPOS DE DIETAS DE AYUNO INTERMITENTE ESPECÍFICOS PARA MUJERES

Cuando se debe realizar el ayuno intermitente.

Tal y como indica su nombre, ayuno intermitente: es un día de descanso, un día de ayuno. Para los días en que se ayuna, la alimentación es restringida a una comida de más o menos unas 500 calorías y para los días de descanso se puede ingerir lo que normalmente comemos.

A partir de ocho horas ya se puede considerar como ayuno.

Si en el tiempo de ayuno elegido está incluido el tiempo de dormir, éste se incrementará incluso entre 32 a 36 horas.

El momento adecuado para el ayuno intermitente dependerá de cada persona, será fijado por cada quien dependiendo del objetivo a alcanzar.

Siempre y cuando al momento de comer se haga bien, es decir, consumiendo los vegetales, las proteínas y los carbohidratos en forma balanceada, y durante el periodo de ayuno mantener el cuerpo bien hidratado con suficiente agua.

Cuando nos toca hacernos un examen de sangre, en muchas ocasiones nos piden ayunar por al menos ocho horas, a veces es menos, todo dependerá de qué tipo de examen de sangre sea.

Expectativas realistas sobre qué esperar luego de practicar esta dieta.

Pasadas las tres semanas haciendo ayuno intermitente vamos a comenzar a ver los diversos cambios que esta práctica nos promete.

Una de las cosas que podemos esperar tras haber comenzado a hacer ayunos intermitentes es que nuestra masa muscular se mantenga, aumente o se formen los músculos, ya que el consumo restringido de calorías ayuda. Esto sucede debido que estimula la producción de la hormona de crecimiento y la síntesis proteica, además de forma indirecta cuando promueve la autofagia (que es la cumple con el mantenimiento de la masa muscular) y también lucha para poder reducir los altos niveles de grasa.

Entre los cambios que veremos al hacer el ayuno intermitente es en la piel, se verá reparada, comenzará a verse más tersa, suave y limpia, además de aumentar los procesos de cicatrización, las uñas y el cabello también se verán y estarán favorecidos, lo que a su vez aumentará la belleza y la autoestima

Los niveles de energía aumentarán, de manera inmediata de manera directa al proteger la mitocondria de las células que es el centro de energía y colabora en un mejor funcionamiento de la misma.

Según un estudio hecho a varias personas que padecían de obesidad se comprobó que luego de hacer el ayuno intermitente durante un par de semanas, la calidad del sueño mejoró considerablemente en todos los participantes. Al mejorar el sueño, también se verá favorecido el rendimiento diario, porque estaremos realmente descansados.

Para aquellas personas que tienden a padecer del colesterol y los triglicéridos altos, luego de aproximadamente ocho semanas esos niveles se verán disminuidos más o menos en un 32%, tanto en hombres como en las mujeres.

Lo que va a beneficiar nuestro sistema circulatorio y minimizará el riesgo de sufrir de enfermedades cardiovasculares, como la tensión arterial.

- **El ayuno de 12 horas.**

Todos hacemos continuamente el ayuno intermitente, pero, lo conocemos como dormir, a menos que a media noche nos levantemos a saquear la nevera o la despensa.

Esta modalidad es la que los expertos recomiendan hacer para iniciarnos en el ayuno intermitente, básicamente consiste en consumir alimentos durante 12 horas y posteriormente en las siguientes 12 horas estar en ayunas, se puede incluir en ese lapso las 8 horas de sueño.

Por ejemplo: si cenamos a las 8 de la noche, nos acostamos a dormir y sin importar la hora en que nos levantemos, vamos a ingerir el desayuno a las 8 de la mañana.

Luego de pasar la primera semana y superar los obstáculos comenzaremos a ver algunos cambios y serán notables varios de los beneficios que trae el ayuno intermitente.

Los alimentos a consumir se pueden distribuir en dos o tres comidas según nuestra necesidad y comodidad.

La forma correcta de llevar a cabo es comer a mediodía, cenar temprano y retrasar un poco el desayuno del siguiente día y se puede hacer el ayuno 12/12 varias veces a la semana.

Es una estrategia que permite seguir este tipo de ayuno con mucha facilidad en el que se le puede sacar provecho a las horas nocturnas.

La noche es un aliado indispensable para que el ayuno sea más llevadero, lo cual veremos en todas las modalidades del ayuno intermitente.

•El ayuno 16:8.

Al elegir este método debemos tener en cuenta de que el periodo de ayuna es más alto que el ayuno anterior. El tiempo de ayuno es de 14 a 16 horas por cada día, lo que reduce el lapso de comida entre 8 y 10 horas diarias.

Al planificar muy bien se podrían hacer de dos a tres comidas al día.

El nutricionista y especialista en adiestramiento físico llamado Martin Berkhan es quien dio a conocer este método de ayuno intermitente y conocido como el Protocolo Lean Gains.

La manera de hacer este método de ayuno, es no comer nada adicional después de la cena y saltarse el desayuno del día siguiente.

Para explicarlo mejor, por ejemplo, si se hace la última comida del día digamos a las 8 de la noche y no se consume ningún alimento hasta el mediodía del día siguiente, eso sumaría 16 horas entre la cena y la comida de mediodía y así se estaría cumpliendo con el ayuno intermitente.

En el caso de las mujeres, se cree que tienen mejores resultados con ayunos más cortos, por lo que se recomienda que realicen abstinencias de 14 a 15 horas.

La costumbre es una condición es muy propia de los seres humanos, por lo tanto, para aquellas personas que habitualmente desayunan al despertarse seguramente se le dificultará más cumplir con este método, pero a medida que vayan pasando las semanas adoptará el ayuno intermitente como nueva costumbre.

Si se desea reducir el nivel de ansiedad durante el ayuno, lo que se puede es tomar agua, té, café, bebidas muy bajas en calorías o jugos ligeros y sin azúcar.

Para obtener mejores resultados se debe tener en cuenta que en los períodos de comida no se pueden consumir alimentos ultra procesados, ni comidas chatarra o que tengan altos niveles de calorías. Los alimentos a consumir deben ser saludables.

Muchas personas que hacen el ayuno 16/8, adicionalmente llevan una dieta baja en carbohidratos y no presentan hambre hasta la 1 de la tarde.

Es tan efectivo este ayuno de 16/8 que el actor Hugh Jackman aparte del entrenamiento físico, también realizó el ayuno intermitente 16/8, con el que logró tener el cuerpo que vimos en su interpretación del personaje Wolverine, en el año 2013.

Jackman dijo que gracias a este ayuno duerme mejor y siente más energía. Parte de la dieta que él hizo fue rica en proteínas, bajo en grasas y carbohidratos, por ejemplo, pechuga de pollo al vapor, muchos vegetales y todo sin sal.

Chris Pratt, actor de Hollywood, para sus papeles en las películas Guardians of The Galaxy y Jurassic World, mostró a través de un live en su Instagram que hace el ayuno intermitente de 16/8, aseguró que no consume ningún alimento desde la cena hasta el mediodía y que además hace cardio cada mañana para mantenerse en forma.

- **El ayuno 5:2.**

Así como lo indica su nombre, este ayuno intermitente consiste en que durante 5 días vamos a comer de forma normal y por 2 días hacer ayuno y restringir las calorías entre 500 y 600 calorías.

Michael Mosley es un periodista, productor y presentador de televisión británico, es quien dio a conocer este ayuno como la Dieta Rápida.

¿Cómo hacer este ayuno? La ingesta calórica será restringida a 500 o 600 calorías por 2 días de la semana, y los restantes 5 días se podrá comer como acostumbramos, haciendo las comidas que normalmente hacemos, bien sean 3, 4,5 o 6 veces al día.

Para las mujeres se recomienda que la ingesta de calorías sea de 500, la cual se dividirá en dos partes iguales, es decir, que para cada día de ayuno deberá consumir 250 calorías, y para los hombres de 600 calorías, también divididas en dos, quedando en 300 calorías por cada día del ayuno, esas porciones serán en comidas pequeñas.

En los días de ayuno lo ideal es comer aquellos alimentos que son ricos en proteínas y fibras, como lo son la carne, el pescado y las verduras, se deben evitar los alimentos altos en carbohidratos refinados, como la pasta, el arroz y las patatas.

Muchos especialistas señalan que los beneficios no hay evidencias, ni estudios que comprueben que sea efectivo el ayuno intermitente 5/2, sólo se conocen las experiencias de varias celebridades, además de muchas otras personas a nivel mundial.

Las hermanas Jenner, Kendall y Kylie, modelos, empresarias y diseñadoras de ropa, accesorios y maquillajes entre otras cosas, han logrado mantener sus hermosas figuras gracias al ayuno intermitente 5/2.

El actor conocido por interpretar a Sherlock Holmes y al Doctor Strange, Benedict Cumberbatch dijo que hace el ayuno intermitente 5/2. La actriz y cantante Jennifer López es otra de las celebridades que hacen este ayuno intermitente.

Jimmy Kimmel el presentador de televisión estadounidense ha asegurado que su significativa pérdida de peso se debió a la conocida dieta rápida o ayuno 5/2.

- **Alternando los días de ayuno.**

Este método se trata de que ayunemos un día sí y al siguiente no, puede ser que no se coma nada en lo absoluto o se pudiera ingerir unas 500 calorías durante los días de ayuno.

Suena difícil y sí, es un método más drástico y fuerte, no recomendado para principiantes.

Las variantes de este método, el cual es un tanto fuerte y extremo y no se recomienda para los que desean iniciarse, ya que consiste en ayunar, en abstenerse de comer cada dos días. Al ser uno de los ayunos extremos sus beneficios para la salud han sido demostrados en diversos estudios.

Son dos las maneras de hacer este ayuno alterno, el primero es un día sí y al siguiente no, es decir, un día comemos de todo durante las 24 horas y al día siguiente se consume muy pocas calorías, son menos de 400 calorías para la mujer y para el hombre deben ser menos de 500 calorías. El segundo método el cual es bastante parecido, en el que se podrá comer de todo en el primer día, pero para el día alterno no se puede ingerir ningún alimento sólido, lo que está permitido son líquidos, agua, té, café.

A partir del año 1930 en el que hay registros de diversos estudios que hablan sobre la efectividad de este tipo de ayuno intermitente. Los estudios fueron hechos en ratones, por un científico en Estados Unidos, donde a dichos ratones se les proporcionaron alimentos con muy poca cantidad de calorías y lo que resultó fue que vivieron por más tiempo y estaban saludables.

En otros estudios, pero en este caso fue con personas, en el que se les dio una dieta con pocas calorías y en las que los resultados fueron muy similares al anterior. Es muy obvio, pues lo que realmente motiva a quienes practican este método de ayuno alterno es que al primer día se nos permita comer a nuestro antojo, después de pasar por un día completo de ayuno, se tiene el premio de comer lo que se quiera, porque al día siguiente se vuelve a estar en ayunas y así consecutivamente.

•El ayuno de 24 horas semanales.
Este método también es conocido como: comer – dejar de comer – comer, en inglés es *eat –stop – eat*. Consiste en hacer ayuno por 24 horas, una vez o dos veces a la semana y el restante de los días comer como se hace habitualmente. Para la mujer es recomendable no empezar con las 24 horas, lo ideal es empezar con períodos más cortos.

La mujer puede comenzar haciendo los ayunos de 16 horas en el primer día, luego para el segundo día aumentar dos horas y ayunar por 18 horas, recordando que no se debe ayudar dos días seguidos, siempre hay que descansar al menos con un día de intermedio para comer de manera normal y recargar energías.

Ya al pasar a la segunda semana volver a aumentar dos horas y alcanzar las 20 horas de ayuno. Para la siguiente vez de ayuno poder llegar a las 24 horas.

Brad Pilon licenciado en nutrición y especialista en el acondicionamiento físico, es la persona que dio a conocer este método.

Cómo podemos hacer el ayuno, pues iniciamos con el ayuno luego de la cena digamos del día martes, nos vamos a dormir, al día siguiente nos levantamos y seguimos en abstinencia hasta que haga la hora de cenar.

Por ejemplo: comemos a la 1 de la tarde del día martes, no ingerimos ningún alimento hasta la 1 de la tarde del día siguiente y se estaría ya cumpliendo con el ayuno intermitente de 24 horas. El lapso de ayuno puede ser en cualquier período, puede ser de desayuno a desayuno, comida a comida o cena a cena, siempre y cuando que tenga una duración de 24 horas.

Los alimentos sólidos están descartados totalmente en el período de ayuno, sólo se pueden ingerir líquidos, podemos beber agua, té, café sin azúcar, así como bebidas no calóricas o bajas en calorías.

Al tomar la decisión de elegir el ayuno de 24 horas para perder peso, debemos tener en cuenta que en el descanso del ayuno debemos comer las mismas cantidades que usualmente ingerimos, esto ayudará a nuestro cuerpo a recuperar las energías necesarias para mantenernos sanos.

- **El ayuno del guerrero.**

El experto en acondicionamiento físico de nacionalidad israelí llamado Ori Hofmekler y autor de varios libros, es la persona que en el año 2011 dio a conocer esta manera de ayuno intermitente, se trata de ayunar en el día, comer bien en la noche.

El nombre de este tipo de ayuno fue inspirado en los antiguos guerreros romanos y de los imperios del pasado, porque según nos indica la historia, ellos estaban en el día marchando, luchando o entrenando y comían muy poco en ese lapso, y en las noches ingerían grandes cantidades de alimentos.

Para lograr hacer el ayuno del guerrero debemos comer cantidades pequeñas de verduras y/o frutas crudas en el transcurso del día, para al llegar la noche consumir una gran comida. En pocas palabras, hacemos abstinencia durante todo el día y por la noche nos desquitamos comiendo de todo.

En este ayuno es importante tener en cuenta que va a acompañado de un entrenamiento físico durante el día. La abstinencia incluye pequeñas comidas y al caer la noche se abre una ventana de 4 horas, en las que podemos hacer una gran comida o se puede dividir en dos porciones.

Lo que podemos comer durante el ayuno del guerrero aparte de agua, té y café, son frutos secos, verduras y hortalizas, como zanahorias, apio o remolacha, frutas como plátano, manzanas, kiwi, ensaladas, caldos de pollo, pescado o ternera, barras de proteínas.

Se recomienda no comenzar con este protocolo, hay que comenzar poco a poco hasta lograr hacerlo completo.

Por ejemplo, se puede hacer de manera progresiva aumentando así poco a poco las horas de ayuno, iniciando con 12 horas y en cada día ir agregando 1 hora hasta alcanzar las 20 horas de ayuno o abstinencia.

Vamos a ir aumentando los días de ayuno de la semana, haciendo el protocolo de 20/4 por tres días alternados en la misma semana y de igual manera ir aumentado las horas de ayuno poco a poco.

En la semana se va a agregar un ciclo de carbohidratos en el que obviaremos el orden que ya estaba determinado, y en la ventana de alimentación consumir arroz, patatas y frutas. Para poder recargar el depósito de glucógeno y así evadir la acumulación de grasa en nuestro cuerpo.

•El ayuno Crescendo.

Este método básicamente se trata en hacer el ayuno intermitente durante unas 12 o 16 horas por día, mínimo dos días a la semana, pudieran ser tres días a la semana, también. Es decir, ayunamos hoy, pero, mañana no.

Los días en que vamos a hacer el ayuno crescendo no pueden consecutivos o seguidos uno de otro, siempre hay que dejar un día de intermedio para así recuperarnos y recargarnos de energía.

Por ejemplo: el día miércoles decidimos comenzar con este ayuno y cenamos a las 8 de la noche, una cena normal como siempre, recordemos que la noche es gran aliado para estas modalidades en la pérdida de peso, al levantarnos al día siguiente vamos a desayunar exactamente a las 8 de la mañana, sumando las 12 horas. Luego descansamos por el lapso de 24 horas y al día siguiente volvemos a ayunar.

Ahora bien, después del ayuno no es que vamos a la nevera y la vamos a saquear, debemos controlar ese impulso y nuestra hambre, lo que poco a poco se convertirá en una disciplina y una costumbre.

La efectividad del ayuno crescendo al igual que en los otros protocolos de ayuno intermitente es hacerlo a cabalidad, con disciplina, sin matarse de hambre, al contrario, comiendo bien al momento en que nos toque hacerlo y por supuesto tener fuerza de voluntad.

Un aliado importantísimo en estos ayunos es el agua, no debemos olvidar por ningún motivo beber agua, es la clave del éxito. Se puede beber cualquier tipo de bebida que tenga muy pocas calorías o que no contenga. Las bebidas con cafeína como el té verde, el café, el mate y el té negro, nos darán mucha energía hasta podrían aplacar un poco el hambre en el periodo de ayuno.

Con moderación es que vamos a beber lo que queramos, pero durante la ventana de alimentación, sin abusar, porque se supone que debemos consumir cosas saludables o en vez de ingerir varios café de la cadena Starbucks, durante el periodo de alimentación, cuando con un solo café es suficiente.

3
EL AYUNO SIENDO MUJER, EFECTOS

Efectos positivos en tu metabolismo, el periodo menstrual y la fertilidad.
Mediante muchos estudios se ha demostrado que el metabolismo se ralentiza cuando la persona deja de comer o ingerir cualquier tipo de alimento o bebida por al menos tres días consecutivos. Y el ayuno intermitente no es para dejar de comer por tanto tiempo seguido, por lo que no se le puede culpar por ello.

El metabolismo se acelera cuando comemos de manera saludable y cuando practicamos algún ejercicio constantemente. No todas las personas somos iguales, por lo tanto, cada cuerpo es diferente y reaccionan de diversas maneras.

Las personas que poseen un metabolismo lento, son aquellas a las que les va a costar mucho más para bajar de peso, ya que su cuerpo va a utilizar menos energía, por lo tanto, va a liberar menos grasas.

Lo contrario son esas personas con el metabolismo acelerado, quienes usan más energía por lo que bajar de peso se les hace muy fácil y no acumulan las grasas.

Entre los efectos positivos del ayuno intermitente es que no ralentiza el metabolismo, sino que también produce un aumento, aunque ligero, del mismo metabolismo y además provoca una liberación de neurotransmisores que tienen

Gracias a diversos estudios se ha derribado el mito de que el ayuno intermitente ralentiza nuestro metabolismo, al contrario lo beneficia y ayuda ligeramente a incrementarlo, contrario a ellos, las dietas bajas en calorías poseen la particularidad de que hace que el metabolismo disminuya, lo que es un efecto que trae a la disminución de leptina o proteína PN, que es la hormona que es producida en su generalmente por adipocitos o lipocitos que son las células que forman el tejido adiposo., aunque además se expresa en ovario, hipotálamo y en la placenta, en pocas palabras, la leptina es la hormona que está involucrada en la regulación del peso corporal, mediante la normalización del apetito y la termogénesis o proceso que quema la grasa.

The American Journal of Physiology hizo un estudio el cual fue posteriormente publicado y en el que se demostró que luego de hacer que el consumo de alimentos fuera restringido por el lapso de al menos unas 48 horas, la tasa metabólica se acelerara en un rango de 3,6%.

Alrededor de once personas que participaron en otro estudio, donde además de demostrar, que aumenta el gasto de energía en estado de reposo en un rango de aproximadamente de un 4%, también se descubrió que la hormona norepinefrina, es la hormona que, entre otras de sus variadas funciones, también ayuda al cuerpo a quemar la grasa almacenada.

Las hormonas tanto del hombre como de la mujer se pueden ver afectadas por el ayuno intermitente, a pesar de que los estudios solo han sido realizados en animales, y a ellos si les vieron los cambios negativos.

Hay algo que ignoramos la mayoría del tiempo, es que las mujeres son seres hormonales, cualquier cosa puede causar un desequilibrio hormonal, esto incluye al ayuno intermitente, ya que, el cuerpo de la mujer está diseñado de manera que ante la falta de alimentación o inanición la producción de hormonas del hambre, lo que a su vez provoca que al dejar de ayunar de seguro se experimente un hambre voraz. El cuerpo de la mujer se protege así mismo y a un posible feto, aunque no se esté embarazada.

Generalmente la mujer ignora esas señales o sensación de hambre, por estar pendientes de los quehaceres diarios, y casi siempre se falla y caen en el famoso atracón, para luego pasar a otro período en el que no comemos lo necesario y el cuerpo vuelve a sentirse en riesgo de inanición. La consecuencia de este ciclo es que la ovulación se detiene.

Es lo que los estudios en animales han arrojado al pasar un par de semanas en ayuno intermitente, las ratas hembras que fueron usadas presentaron una baja considerable en los ciclos menstruales y se encogieron los ovarios, en las ratas machos se vio una disminución en la producción de la testosterona.

Al fallar la menstruación y al encogerse los ovarios de la mujer y la disminución de la testosterona en el hombre vienen los problemas de fertilidad en ambos sexos.

Sólo los estudios en animales, que es con quienes se han hecho, son la única fuente que lo confirman, aun no se han hecho en personas. Pero, cualquier indicio de trastorno alimenticio el cuerpo se va a proteger de forma natural, así que, mucho cuidado en cómo se hace el ayuno intermitente y no vayamos a tener un impacto negativo.

Los signos de desequilibrio hormonal en la mujer son:
- Fatiga.
- Inflamación.
- Dolores de cabeza.
- Irregularidad en los períodos menstruales.
- Estado de ánimo deprimido.
- Efectos positivos si eres una mujer que lleva una vida estresada.

El estrés se ha adueñado de la vida de todas las personas, ya que vivimos en un mundo ajetreado, cargado de muchas ocupaciones, poco tiempo para el esparcimiento, no descansamos lo suficiente, todo esto eleva los niveles de la hormona del estrés o cortisol.

Generalmente la mujer para bajar de peso hace dietas, ejercicios y se sigue sin bajar esos kilos, al ver que no se logra perder esos kilos, tiende a producir estrés. Debemos que tomar conciencia de que adelgazar no depende sólo de la ingesta de calorías, también las hormonas juegan un papel importante y cuando la mujer se estresa se libera una hormona, la cual es clave para la pérdida de peso entre otras funciones, el cortisol.

Esta hormona es tan importante que no sólo puede hacer que no bajemos de peso, aparte también hará que la grasa se acumule más. Por eso es debemos aprender a mantener sus niveles equilibrados, para mantener la salud de nuestro cuerpo.

Al estar estresados el hipotálamo, es una parte pequeña que está en la base de nuestro cerebro, y controla el funcionamiento del sistema nervioso y la actividad de la hipófisis, aparte envía señales que alertan las glándulas suprarrenales que se encuentran en la parte superior de los riñones. A su vez comienza a luchar contra el estrés y empieza a liberar una serie de hormonas y una de ellas es el cortisol.

El cortisol también produce que el organismo aumente los niveles de azúcar en la sangre y se incremente la presión sanguínea para enviar grandes cargas de energía a los músculos. Aparte del estrés psicológico como las cosas que nos preocupan, sino que además de eso también puede suceder al efectuar alguna actividad física en exceso, por falta de un buen descanso o a consecuencia de un bajón en el nivel de azúcar.

Todo esto nos indica que el estrés es causado aparte de los problemas cotidianos, por un descanso insuficiente, agotamiento por uso excesivo de nuestra energía corporal y por los niveles de azúcar elevados.

Ahora bien, al saber todo esto, si incluimos el ayuno intermitente en nuestras vidas, dejando de lado las dietas y todo lo que implica que aumente los niveles de cortisol. El ayuno intermitente nos enseña a ser disciplinados.

Tomar un enfoque distinto al de los hombres en lo que se refiera al ayuno intermitente, ya que para la mujer es un poco más complejo obtener beneficiosos resultados, pero, aun así, con disciplina de seguro se lograrán alcanzar el objetivo fijado, ayudará a que la mujer que ha decidido iniciarse en el ayuno intermitente, deberá primeramente fijar la meta.

A continuación, algunos de los efectos positivos que el ayuno intermitente aporta en la vida de una mujer estresada:

•Nos ayuda en la pérdida de peso, ya que al ayunar disminuye la cantidad de glucosa que ingerimos exigiendo al cuerpo a que use las reservas de grasa como combustible, lo que quemará la grasa que se ha mantenido almacenada, también a su vez irá disminuyendo paulatinamente el hambre, ya que las células de grasa producen leptina, la hormona que informa cuando estamos saciados, cuyos niveles disminuyen cuando tenemos hambre y que crecen cuando nos sentimos llenos.

•Mejora la salud intestinal, ya que los niveles de creatinina se incrementan volviéndose una ayuda terapéutica si se presenta un caso de padecer alguna enfermedad inflamatoria, así como la isquemia y la colitis, de la misma manera mejora la diarrea, las náuseas, el dolor abdominal y la ansiedad para aquellos quienes sufren de intestino irritable.

•Mejora considerablemente el rendimiento y el sueño, ya que disminuye la excitación en el sueño, optimizando la calidad del descanso, por lo que a su vez beneficiará indirectamente nuestro desempeño en las actividades del día a día.

•Mejora la salud de la piel, Gracias a diversos estudios se ha demostrado que el ayuno intermitente favorece mucho en el proceso de cicatrización en la piel, mejora considerablemente el acné, puede aliviar los síntomas de la urticaria crónica y de la dermatitis de contacto.

El ayuno intermitente aporta muchos efectos positivos para la mujer en general, ya que, al lograr descansar bien, al disminuir el apetito, al ver que la piel ha mejorado y hemos logrado perder esos kilos de más, hará que nos sintamos menos estresadas y con el ánimo y la autoestima elevados, lo que conlleva a estar tranquilas con nosotras mismas.

•Efectos positivos si tú eres una mujer dedicada a ganar músculos y vive una vida fitness.

El ayuno intermitente es un método que se ha hecho muy popular en el mundo, por sus grandes beneficios, se trata de alternar periodos de ayuno con los períodos de ingesta de alimentos.

Hay diversos estudios que respaldan la eficacia de este método para bajar de peso, la mayoría de estos estudios son llevados a cabo por personas deportistas tanto hombres como mujeres.

Existen diferentes tipos de ayuno intermitente, pero si lo que se busca es fomentar la masa muscular y además se es mujer, le método ideal es el ayuno intermitente 16/8 también conocido como el protocolo Lean Gains, con el que entre 3 y 20 semanas se perderá aproximadamente un 7% de la grasa corporal y al ser combinado con rutinas de ejercicios entre moderada y alta intensidad podríamos perder hasta un 15%.

Que consiste en ayunar en un lapso de 16 horas consecutivas y 8 horas para alimentarse, conocidos como ventana de alimentación. Esto quiere decir, que tenemos 16 horas para ayunar cada día y durante 8 horas es que vamos a comer, este ayuno puede realizarse a diario.

En el caso de las mujeres, se recomienda hacerlo entre 14 y 15 horas y comer en una ventana entre 9 y 10 horas, esto es porque las mujeres mayormente son más sensibles y pueden conseguir efectos secundarios.

Tomando en cuenta de que somos una mujer y vamos a hacer el ayuno 14/9. Supongamos que la primera comida del día la hacemos a las 6 de la tarde del día lunes y comenzamos el ayuno a partir de esa hora, el día martes a las 7 de la mañana siguiente es que vamos a comer de nuevo, teniendo una ventana de alimentación de 9 horas, así que, hasta las 4 vamos a poder ingerir nuestros alimentos normales.

La finalidad de este método es para aumentar la masa muscular y desarrollar la fuerza, con un mínimo de acumulación de grasa.

Martin Berkhan nos recomienda que entre 3 y 4 días de la semana se hagan los entrenamientos con cargas altas y centrarse en los ejercicios multi articulares y básicos, lo que es una excelente oportunidad para dividir las rutinas en hacer full body o torso y pierna, además de incluir ejercicios como peso muerto, sentadillas o dominadas entre otros.

También se pueden practicar deportes de alta intensidad, como el Pilates, yoga, ballet, crossfit, body combat, pole dance, trx, running, entre otros, con los que ganaremos incrementar la masa muscular.

Es tan efectivo este método de ayuno 16/8 que muchas celebridades la han adoptado, un ejemplo es la reconocida actriz de Disney, Vanessa Hudgens, quien reveló que logró la transformación de su cuerpo gracias a este método de ayuno intermitente.

Ella ha indicado que está muy contenta y satisfecha con los resultados obtenidos a través del ayuno intermitente, y que combinó con rutinas de ejercicios mientras el cuerpo está en reposo.

Para luego recompensarse con alimentos muy saludables y muy bajos en carbohidratos. Tomó la decisión de adoptar este método, porque un amigo que ya lo hacía se veía cada vez más joven y él le explico que es gracias al ayuno intermitente.

Nicole Kidman, Halle Berry son otras de las grandes celebridades que han optado por hacer el ayuno 16/8 cada día, para mantener su hermosa figura.

Esto nos demuestra que siendo constantes y disciplinadas podemos llegar a obtener una figura envidiable, vernos hermosas, conservando nuestra femineidad, nos veremos y estaremos mucho más sanas, por lo tanto, felices.

Ayunando diariamente, haciendo ejercicios, consumiendo alimentos bajos en carbohidratos y ricos en proteínas, además de que también se puede consumir de vez en vez una buena pizza, o beber una copa de vino.

Ya que el ayuno intermitente no es de seguir una dieta rígida, sino saber cuándo vamos a comer.

•Qué sucede si quiere practicar el ayuno intermitente y estoy en el periodo de lactancia con mi bebe.

Este punto es bastante interesante, ya que muchas madres quieren recuperar el cuerpo que lucían antes de quedar embarazadas, desean perder esos kilos de más que se ganaron durante la gestación.

Si hacemos un poco de repaso a lo que es el ayuno intermitente, aunque existen muchas variantes del ayuno, lo que debemos recordar es que hay que abstenerse de ingerir alimentos sólidos por varias horas.

Apartando las horas de sueño, son muchas horas en las que no se puede comer, lo que no es una buena idea, ya que la alimentación del bebé depende de la alimentación de la madre. El período de lactancia exige que se ingiera muchos líquidos y alimentos ricos en calorías que hace que se mantenga el suministro de leche de la madre.

Cuando restringimos los alimentos líquidos y los sólidos, no importa cual ayuno hayamos elegido, lo que pasará es que el suministro de leche se vea afectado y también conllevará a una mala o precaria condición nutricional, con muy bajos niveles de energía y la deshidratación del bebé.

Si la mujer sólo alimenta a su bebé únicamente con leche materna, sin complementar con alimentos extras, ni fórmulas suplementarias, va a depender de su peso, va a necesitar consumir alrededor de 500 calorías extras durante el día, según su metabolismo, el nivel de actividad y por supuesto de lo que el bebé demande en lactancia.

Todo esto nos indica que no es recomendable ayunar en período de lactancia, por la salud tanto de la madre como de su bebé. El cuerpo va a necesitar tiempo para sanarse del parto y del bebé.

La alimentación que ideal para la mujer embarazada y en período de lactancia es que esté basada en alimentos orgánicos, ricos en grasas saludables, adicional a proteínas, lo que hará que el bebé tenga un excelente inicio nutricional y una buena salud.

Se puede optar cualquiera de los protocolos de ayuno intermitente después de salir del período de lactancia, para poder recuperar la figura, bajar los kilos extras que se ganan durante ese período.

•El ayuno intermitente para las mujeres maduras en el periodo de la menopausia.

El cuerpo de la mujer pasa por un proceso natural, por una serie de cambios hormonales después de cierta edad, que posiblemente el ayuno intermitente pudiera llegar a magnificar esos cambios y dar unos efectos secundarios.

Pero, esto no les sucede a todas las mujeres, hay muchas excepciones, se ha comprobado que a las mujeres que llegan a la menopausia también pueden hacer el ayuno intermitente, adicionalmente lograr obtener excelentes resultados con esta práctica, teniendo en cuenta que se deberán hacer algunas modificaciones y adaptarlo a nuestra situación.

Ciertas mujeres luego de comenzar el ayuno intermitente no sienten ningún síntoma o los síntomas disminuyen las molestias típicas del climaterio.

Si hemos tomado la decisión de iniciarnos en esta modalidad, lo primordial es prestar mucha atención a las señales que nos va a enviar el cuerpo, sin ignorar los síntomas que se presenten durante el ayuno, estas señales son las que nos van a indicar si necesitamos detener el ayuno o continuarlo.

Lo segundo es que por nuestra condición hormonal no se podrá realizar el ayuno igual que el resto de las personas, la manera de realizarlo es iniciar con un protocolo de corta duración, como por ejemplo comenzar con un ayuno intermitente de 12/12.

Es decir, 12 horas de ayuno y 12 horas para consumir los alimentos y al pasar dos días se podrá aumentar una hora al período de ayuno y así consecutivamente hasta llegar al protocolo de ayuno intermitente 16/8.

Si vamos a tomar el ayuno intermitente de 24 horas, igualmente debemos comenzar con menos horas, por ejemplo, empezar con el de restricción calórica de 18 horas y 6 horas para consumir nuestros alimentos, durante el primer día, se aumentará dos horas al día siguiente y así sucesivamente hasta lograr mantenernos por 24 horas sin comer.

Hay que ser muy precavidos mientras hacemos el ayuno intermitente, no debemos dejar de beber agua, es muy importante mantener el cuerpo hidratado, aparte de que el agua va a disminuir considerablemente la sensación de agua, al estar hidratadas el riesgo de padecer de algunos efectos secundarios se verá disminuido, así como podrían ser los mareos o dolores de cabeza.

En la menopausia los expertos recomiendan combinar llevar una dieta equilibrada y practicar regularmente algún ejercicio, para mantener nuestro peso controlado y ayudamos a reducir la pérdida de la masa ósea y a mejorar los síntomas asociados a la menopausia.

El ayuno intermitente no es para todas las personas, debemos tomar un momento de sinceridad personal, si sentimos que no podemos seguir con el ayuno, es momento de parar, sin autocriticarnos y sin juzgarnos.

Algunas mujeres llegan a presentar un incremento de ansiedad y va a provocar una alimentación compulsiva al momento de abrirse la ventana de alimentación, consumiendo más calorías de las que se perdieron durante el ayuno. Si no se puede controlar esos impulsos y la ansiedad nos atrapa, lamentablemente se deberá dejar el ayuno.

Existen otros métodos de ayuno que podrían servirnos y ayudarnos a alcanzar nuestros objetivos de perder peso. No debemos frustrarnos por ello, con calma debemos volver a sentarnos y hacer una buena planificación, organizando y eligiendo un ayuno menos exigente.

4

EFECTOS DEL AYUNO INTERMITENTE EN TU CUERPO EN GENERAL

Ayuda a la quema de grasa.
Cuando comemos el cuerpo a su vez ingiere energía alimentaria, la cual puede ser usada de inmediato y la que no usamos nuestro organismo la va a almacenar para usarla cuando se requiera. Aquí la insulina cumple un papel importante, ya que es la que se va a encargar de almacenar esa energía alimentaria.

Al aumentar la insulina después de comer, el exceso de energía será almacenada de dos maneras, una en glucógeno y se almacenará en el hígado, y la otra es cuando el hígado se ve saturado transforma esa glucosa extra en grasa. A pesar de esto mucha de dicha grasa se va a otros sitios en los que se deposita en la grasa corporal.

Es decir, que esa energía convertida en grasa se va a ir alojando en las zonas del cuerpo disponibles para almacenar los excesos de grasa.

Cuando estamos en abstinencia, es decir, cuando ayunamos este proceso se invierte, la insulina comienza a descender enviando una señal al cuerpo indicando que es tiempo de usar esa energía almacenada, porque no está recibiendo la dosis nueva de energía que proveen los alimentos.

Disminuye la glucosa sanguínea y el cuerpo toma la glucosa almacenada en los depósitos para quemarla a modo de energía.

Un ejemplo claro, lo podemos ver en la naturaleza y es que los leones de la selva en períodos en que pueden conseguir de manera fácil sus alimentos, comen hasta saciarse, comen y comen, entonces el organismo se encarga de almacenar grasa alimentaria, para no morir en las temporadas en las no hay fácil acceso a la comida, en esta época en que no logran comer o comen muy poco la grasa alimentaria es la que les provee la energía necesaria para mantenerse con vida.

Es decir, que el que nuestro cuerpo guarde grasa alimentaria para después es un proceso natural, que no es dañino para nuestra salud.

Así que, el ayuno intermitente no sería contraproducente para la salud, siempre y cuando exista una hidratación regular, y en las ventanas de alimentación se consuman las calorías y proteínas necesarias para no caer en desnutrición.

Y si lo que deseamos es quemar de manera más rápida esa grasa extra en nuestro cuerpo, debemos combinar el ayuno intermitente con ejercicios.

Eleva la producción de hormonas.

Ayunar podría ser un poco complicado, en especial para la mujer y es porque la mujer tiene sensibilidad hormonal, la cual se activa ante las señales de hambre, lo que provoca un desequilibrio en las hormonas, sobretodo en la leptina, cuya principal función es la de inhibir la ingesta de alimentos y aumenta el gasto de energía.

A medida en que vamos envejeciendo, se va tornando más complicado que se produzca la hormona del crecimiento o la hormona del acondicionamiento físico.

La hormona de crecimiento humano o HGH, por sus siglas en inglés, es la hormona producida por la glándula pituitaria, es aproximadamente del tamaño de un chícharo esta se encuentra bajo el cerebro. La parte baja del hipotálamo es donde está conectada y es lo que la controla.

Esta hormona de crecimiento humano cuando baja su producción es lo que realmente nos dificulta el poder perder peso a medida en que vamos envejeciendo.

Si deseamos aumentar la cantidad de la hormona de crecimiento humano, se puede lograr mediante el ejercicio físico y además estaremos en forma.

Pero, con el ayuno intermitente podemos aumentar su cantidad, lo que es muchas más sencillas y con menos restricciones. Esta hormona de crecimiento tiene un hecho muy importante en su producción cuando no estamos comiendo.

Diversas investigaciones realizadas, han comprobado que el ayuno intermitente ayuda a elevar hasta en un 1.300 % la hormona de crecimiento en las mujeres y hasta en un 2000% en los hombres. Ya que la hormona juega un papel muy importante en la salud y en la condición física, aparte de que desacelera el proceso de envejecimiento.

Adicionalmente, la hormona de crecimiento ayuda a quemar la grasa, y en parte explica el motivo por el cual el ayuno favorece tanto en la pérdida de peso.

Previene ser insulino resistente.

Las personas que sufren de diabetes es cuando el cuerpo deja de producir insulina o es resistente a la insulina lo que le produce altos niveles de azúcar en la sangre unido a síntomas como son la sed, el hambre, cansancio, visión borrosa, micción frecuente, es posible que en algunos casos no existan estos síntomas o solo algunos.

En la mayoría de los seres humanos en nivel normal de azúcar o glucosa en la sangre se mantiene dentro de un rango estrecho durante el día, es de entre 72 a 145 mg/dl o entre 4 y 8 mmol/l. Estos niveles son bajos en las mañanas al levantarnos y eso niveles suben después de que ingerimos nuestros alimentos.

Para pacientes con diabetes tipo 2, el nivel de azúcar en la sangre está en un límite de entre los 82 mg/dl y los 110mg/dl o 4,4 a 6,1 mmol/l. Es decir, que los niveles de azúcar en la sangre pueden subir hasta llegar casi a 140mg/dl o 7,8 mmol/l y/o un poco después de ingerir alimentos. Son niveles más elevados que los de una persona normal.

El ayuno intermitente tiene entre sus beneficios la mejora de la sensibilidad a la insulina. En pocas palabras previene la diabetes y a quien ya la padece les ayuda a mantener esos niveles en un balance casi normal.

La diabetes es una enfermedad que al pasar el tiempo va tornándose muy común en personas de todas las edades, su particularidad es que presenta los niveles de azúcar en la sangre. Los pacientes que padecen de diabetes tipo 2 aparentemente responden con mejor resultado al hacer menos comidas completas que a muchas raciones pequeñas.

Al ingerir alimentos ricos en carbohidratos cuando entran al organismo se convierten en glucosa o azúcar y la insulina, que es la hormona que se encarga de sacarla del torrente sanguíneo y llevarla hacia las células para ser usada a manera de combustible o energía.

Se han realizado múltiples estudios con respecto a este tema, uno de ellos en el que a 25 personas se les pidió realizar el ayuno intermitente en la modalidad de 24 horas, en el que solo debían ingerir abundante agua y en la ventana de alimentación podían consumir todo lo que les provocara en las cantidades deseadas, sin límites. El resultado final arrojó que la resistencia a la insulina disminuyó en un alto porcentaje y minimizó el riesgo a sufrir de diabetes mellitus tipo 2.

En otra investigación en el que participaron hombres y mujeres, y que hicieron ayuno intermitente por unos 22 días, se encontró que en los hombres los niveles de glucosa se mantuvieron, pero, en cambio en las mujeres en las que se vio que el ayuno empeoró el control de glucosa.

Diversos estudios han demostrado que el ayuno intermitente si ayuda a mantener regulado los niveles de azúcar o glucosa en la sangre, disminuyendo en muchos casos hasta en un 12%.

El ayuno intermitente, aunque si se ha demostrado que tiene un efecto bastante positivo para mantener los niveles de glucosa estables, previniendo padecer de diabetes y hasta incluso llegado a revertir la prediabetes, lo más recomendable es que se mantenga el tratamiento que se viene haciendo para tratar la diabetes a menos que el médico diga lo contrario.

Reduce las chances de sufrir un paro cardiaco.
Los principales culpables de desencadenar las enfermedades cardiovasculares son el colesterol y los triglicéridos. Lo que además contribuye a subir la tensión arterial.

El ayuno intermitente previene las enfermedades cardiovasculares, y esto sucede ya que mejora el perfil lípido y los indicadores de riesgo. Es decir, que reduce los triglicéridos y preserva los niveles del colesterol bueno, y a su vez hace que el colesterol malo, sea menos malo, aumentando el tamaño de sus partículas.

Mediante varios estudios se ha comprobado que los ayunos intermitentes colaboran en la regulación del colesterol, tanto en hombres como en mujeres.

En la Universidad de Illinois se realizó un estudio, en el que participaron 16 hombres y mujeres que padecían de obesidad, en dicho estudio se encontró que hacer el ayuno intermitente por un lapso de 8 semanas se vio como pudo disminuir los triglicéridos en un 32%, también sucedió con el colesterol malo, el cual arrojó una disminución de un 25%.

También es ese estudio se verificó que la presión arterial sufrió una baja de un 6% durante la realización del ayuno intermitente.

No es recomendable bajar los niveles del colesterol y triglicéridos solamente con el ayuno intermitente, no sin consultarlo con el médico, ya que hay tratamientos con una efectividad más inmediata que el ayuno.

Entonces, gracias al ayuno intermitente colabora con la disminución de la presión arterial y con el ritmo cardíaco en reposo, incrementa los niveles de las grasas HDL, también conocido como el colesterol bueno, reduce las grasas LDL o colesterol malo y disminuye los niveles de triglicéridos, todos ellos al estar equilibrados ayudan a mantener el cuerpo sano y fuera del rango de sufrir de alguna enfermedad cardíaca.

Incrementa y beneficia tu metabolismo.

El metabolismo, que es diferente en cada una de las personas, es el proceso por el cual el cuerpo convierte lo que comemos y bebemos en energía para poder llevar a cabo nuestra rutina.

Cuando ayunamos ocurre una liberación de noradrenalina y orexina, lo cual conlleva a un leve aumento del metabolismo. Esto fue comprobado en los casos en que el ayuno se hace de manera planificada, con días de descanso.

Para que el metabolismo en una persona se ralentice tiene que verse sometido a un extenso período sin ingerir alimentos. Y el ayuno intermitente como su nombre lo indica, se trata de ayunar un día sí y al siguiente no, éste no permite que se mantenga una abstinencia por periodos muy largos.

Cuando nos iniciamos en el ayuno intermitente, comenzamos un método de alimentación distinta y el cuerpo necesitará de unos días para poder adaptarse a la nueva modalidad y utilizar la energía disponible, lo que va a producir un cambio hormonal y éste a su vez va a acelerar el metabolismo para así poder quemar más rápido las calorías.

En diversos estudios se determinó que el ayuno, mantiene y realmente acelera sutilmente el metabolismo, o sea, el consumo de energía en reposo. Solamente en los ayunos más intensos y largos, excepto en el de 24 horas, es que se van a comenzar a notarlos efectos catabólicos, cuando hay mayor ahorro de energía.

Hay otro estudio en el que se comparan adultos sanos y sin sobrepeso que ingieren igual cantidad de calorías, fueron separados en dos grupos, el primer grupo iba a ayunar y en la ventana alimentaria debían consumir sus alimentos en tres porciones pequeñas de comida, el segundo grupo tenía que consumir en la ventana alimentaria, una sola porción grande de comida.

El resultado que arrojó esta investigación fue que el cambio principal entre los participantes es que, en el grupo de participantes del segundo grupo, que debían hacer una sola comida, tuvieron más pérdida de grasa corporal.

Lo que realmente va a ralentizar nuestro metabolismo es justamente la falta de alimentación por muchos días.

Así que, el ayuno intermitente no sólo no ralentiza nuestro metabolismo, sino que además colabora sutilmente a incrementarlo.

Normaliza los niveles de glucosa.

Uno de los beneficios fundamentales de este ayuno es, sin dudas, la normalización de los niveles de glucosa a través de procesos alternativos que nuestro cuerpo realiza cuando se ve en esa situación en específico. Tiende a ser casi una manera de recuperar y restablecer la energía que se necesita para poder realizar cada una de nuestras tareas diarias sin problemas.

El ayuno indudablemente va a hacer que la glucosa en la sangre aumente de manera considerada. Esto se debe a que la insulina se reduce y que las hormonas glucagón, cortisol y la hormona de crecimiento, (que juntas son llamadas hormonas contra reguladoras por su función dentro del organismo), además de la noradrenalina y el cortisol, aumenten a nivel necesario.

La insulina, por su parte, tiene la función principal de sacar una porción del azúcar que ha sido almacenada en el hígado y traslada de inmediato a la sangre. Al hígado estar lleno de azúcar, se va a liberar mucha una gran cantidad de ella en el torrente sanguíneo y producirá, por ende, un incremento en la glucemia.

Todo esto se hace como un proceso natural y automático dentro de nuestro organismo y siempre se produce de la misma manera. Esto conlleva a que ayunar hace que nuestro cuerpo utilice esa energía almacenada, lo que a su vez genera una reducción de glucosa en el organismo normalizando los niveles de manera directa.

Este punto es muy importante debido a que este proceso es crucial para que los niveles de cada una de las sustancias que componen nuestras defensas circulen de la manera correcta y así se evite un mal funcionamiento en cada uno de nuestros órganos vitales trayendo problemas más adelantes, es por eso que el ayuno intermitente debe llevarse con sumo cuidado y cumpliendo cada uno de los pasos establecidos.

Mejora tu sistema inmune.

El cuerpo humano es tan perfecto que hasta posee un sistema de defensa que actúa como un escudo interno para protegernos de todo lo malo que pudiera afectar de una u otra forma, es el arma más eficaz que tenemos y se llama sistema inmunológico. Este sistema es totalmente natural, el cual nos protege contra todo tipo de infecciones, virus, parásitos, bacterias y hongos que pudieran atacar en cualquier momento, él siempre está allí evitando que algo de eso penetre y nos haga daño.

Recordemos que vivimos rodeados de un gran número de bacterias y virus a donde quiera que vayamos y aunque tengamos el cuidado suficiente para evitar contagiarnos de algo o quizá dejar entrar alguna bacteria, es casi imposible que esto pase y es ahí cuando este importante sistema tiene su papel más importante y protagónico. Él se encarga de destruir esos agentes que no son bienvenidos a nuestro cuerpo acabando con la posibilidad de una enfermedad.

Trabaja constantemente y lo hace mediante una serie de acciones que generan que el cuerpo comience a luchar incesantemente hasta lograr acabar y destruir esos organismos invasores infecciosos que amenazan nuestra salud y que en muchos casos pueden causar graves daños. En ocasiones ni siquiera nos damos cuenta que eso sucede, pero, es parte del proceso.

Nuestro perfecto sistema inmunológico está constantemente alerta ante cualquier posibilidad de descubrir, atacar y eliminar por completo a cualquier agente infeccioso que se haya colado y antes de que comience a causar daños en el organismo, lo reconoce como un cuerpo ajeno y trata de sacarlo a como dé lugar en el mínimo tiempo posible. A estos cuerpos ajenos se les conoce como antígenos, y esos antígenos deben ser eliminados, ya que no son parte de nuestro organismo.

Muchos estudios alrededor del mundo han determinado que la hormona del estrés, el cortisol, tiene mucha influencia en el sistema inmunológico, ya que una de sus principales funciones es afinarlo y mantenerlo alerta ante cualquier tipo de ataque contra nuestro cuerpo.

Entonces, cuando hacemos el ayuno intermitente correctamente y mantenemos una sana alimentación, hará que nuestro nivel de cortisol esté nivelado, es decir que el nivel de estrés será bajo, lo que provocará un buen funcionamiento del sistema inmune. Pero, es importante ser constante en este proceso para que el cuerpo sepa reaccionar de la manera correcta y acostumbrarse al nuevo método alimenticio por el que está siendo sometido.

Es esto uno de los grandes beneficios que el desayuno intermitente puede ofrecernos más allá de las razones físicas y mentales, es indispensable evitar que nuestro organismo sea afectado por algún agente que pueda traer graves enfermedades o que nos debiliten de alguna manera. Es por eso que mantener completamente alerta a nuestro sistema inmunológico es algo que debemos tomar de una manera muy seria.

Previene enfermedades crónicas.

-El ayuno intermitente beneficia la neuroplasticidad o plasticidad neuronal, es la capacidad del sistema nervioso que permite hacer un cambio en su estructura y el funcionamiento durante su vida, como reacción a la diversidad de su entorno. La plasticidad neuronal es lo que hace que las neuronas puedan restaurarse anatómicamente y funcionalmente, además de formar nuevas conexiones sinápticas. Todo esto favoreciendo al alivio de los dolores crónicos.

Se ha demostrado en diversos estudios que hacer el ayuno intermitente disminuye considerablemente los dolores crónicos de la artritis reumatoide, algo que para los afectados por esta enfermedad es una gran noticia.

-Previene el cáncer y disminuye los efectos de la quimioterapia: Debido al descontrol en el crecimiento celular es lo que caracteriza la enfermedad del cáncer.

Se realizó un estudio en dos grupos de ratones frente al cáncer, en el que se evaluó la supervivencia de ellos, Lo que arrojaron los resultados es que el grupo que hacían el ayuno intermitente alcanzaron un 67% más de sobrevivir, a diferencia del grupo de ratones a los que se les permitió comer normalmente, quienes obtuvieron solo un 20% de supervivencia.

Para algunos los pacientes, según un estudio, quienes llegaron a hacer ayuno intermitente y que estaban en tratamiento de quimioterapia en quienes se evidencio que algunos de los efectos secundarios de la quimioterapia fueron reducidos.

-Reduce la inflamación crónica: Según algunos hallazgos médicos, se ha comprobado que la inflamación crónica es una de las mayores causas de generar enfermedades en las personas, estas inflamaciones provocan ciertas patologías, desde el cáncer, hasta enfermedades cardiovasculares. El ayuno intermitente ha logrado conseguir que haya una considerable reducción en estas inflamaciones en el cuerpo.

Cuando ayunamos se devienen diversos cambios en los niveles hormonales, y en los procesos de reparación celular, lo que hace que los depósitos de grasas sean más accesibles. De la misma manera protege las células cerebrales y además eliminan todo el material de desecho de las células.

-Previene el deterioro cognitivo: Esto es problemas de memoria, no por la edad, sino, es una afección cerebral considerada como el límite entre el envejecimiento normal y la demencia. El ayuno intermitente reduce los trastornos neurodegenerativos y aquellos problemas que pueda haber en las funciones cerebrales. También protege a las células cerebrales causadas por el estrés genético y ambiental en el envejecimiento.

-Previene enfermedades neurodegenerativas: Aunado a lo expuesto anteriormente, también favorece la autofagia, se trata de un proceso natural y esencial en la renovación celular y trae muchos beneficios a nuestro organismo, en pocas palabras es comerse a sí mismo. La autofagia también hace el importante el papel en el mecanismo de depurar, previene las enfermedades que están asociadas a la vejez. Este proceso se hace en el cerebro.

5

ALGUNOS CONSEJOS PARA MANTENERTE EN RUTA Y GENERAR MÁS DISCIPLINA RESPECTO AL AYUNO

E**vita el comer de manera emocional.**
La hormona del hambre, conocida como grelina, es una hormona gástrica, es la que se encarga de regular el apetito y la homeóstasis nutricional. Esta hormona también se encarga de modular procesos fisiológicos que en apariencia tan dispares como lo son la secreción de la insulina o la memoria.

Esta hormona podría funcionar para los tratamientos terapéuticos para la obesidad y las enfermedades relacionadas con los desórdenes alimenticios.

Es decir, que esta hormona es la que detecta cuando tenemos hambre, es una especie de alarma que nos indica que no hemos comido y que ya es momento de hacerlo.

Cuando esta hormona disminuye sus niveles dejamos de sentir hambre.

El ayuno intermitente podría desarrollar la función cerebral, ya que, gracias a la hormona del hambre, grelina, que se encuentra en el estómago y que estimula el apetito y que también promueve el crecimiento de nuevas células en el cerebro y a la vez las protege del envejecimiento.

Para las personas que hacen el ayuno intermitente presentan bajos niveles de la hormona de grelina durante las horas de ayuno, lo que nos indica que se tiene una menor resistencia a la grelina, lo que va a conllevar a la pérdida de peso.

En la mujer esta hormona tiende a perder el equilibrio apenas siente algún síntoma de inanición, lo que les hace muy difícil el poder hacer los ayunos, aunque esto pasa solo al principio, luego el cuerpo se va acostumbrando a los ayunos, a medida que pasan los días en el que se hace un buen ayuno luego de un par de semanas esa necesidad se va disipando. Hay que ser pacientes y constantes para que esto suceda.

Generalmente la mujer después del periodo de ayuno intermitente, cuando se abre la ventana de alimentación suele saquear la nevera, ya que la grelina bajó sus niveles y se siente la necesidad de comer.

Pero para lograr evitar darse esos atracones después del ayuno intermitente, es muy importante mantener una hidratación adecuada, bien sea bebiendo mucha agua, té, café sin azúcar o incluso un caldo de pollo ligero.

Si aun manteniendo la hidratación apropiada, se sigue sintiendo esa necesidad de comer durante el ayuno, tal vez es porque no estás consumiendo los alimentos necesarios durante la ventana de alimentación. Así que, se debe revisar bien lo que comemos y subir las cantidades de proteínas y carbohidratos durante la ventana de alimentación.

De manera progresiva muchas personas van a ir experimentando una falta total de apetito a partir del cuarto o quinto día de hacer el ayuno intermitente.

En los casos en los que aún se siga sintiendo ganas de comer, se pueden saciar esas ansias de otras maneras, puede ser consumiendo en el período de alimentación frutos secos, incluir fibra en las comidas.

Debemos tener fuerza de voluntad e ignorar esas ganas de comer, ahora en caso de que pasadas unas 6 semanas haciendo el ayuno intermitente y se sigan sintiendo esa sensación de hambre constante, lo recomendable es ir al médico y averiguar qué es lo que está pasando, ya que es posible que se padezca de alguna enfermedad y no lo sepamos.

Practica ejercicios como el Yoga, aerobics y caminatas.

Hay que admitir algo, cuando comenzamos a hacer el protocolo de ayuno y lo hacemos para perder peso, en la mayoría de los casos y obtener una hermosa figura, todos queremos ver los resultados de forma inmediata y óptima.

Pero, el ayuno intermitente no lo hace de esa manera, los resultados para la pérdida de peso y la disminución de la grasa corporal tienden a tardar un poco.

Para acelerar este proceso lo que se debe hacer es realizar ejercicios físicos por lo menos media hora al día. Hay que escoger una rutina de ejercicios que se adapte a nuestras necesidades y nuestra resistencia física.

Se puede combinar el ayuno intermitente y los ejercicios o se pueden hacer durante la ventana de alimentación.

Algunos de los ejercicios físicos recomendados son:

-Practicar yoga: Es una disciplina tradicional, física y mental, la cual se originó en la India. Es una práctica en la que se va a conectar el cuerpo, la respiración y la mente. En ella se usan ciertas posturas físicas bastante exigentes, que lograrán hacerse a la perfección a medida que se vaya practicando.

Para iniciarse en la práctica de yoga, lo ideal es ir a un centro especializado en el que podamos aprender de manos de un experto, ya que es bastante exigente esta práctica.

En el caso de que no exista un centro de yoga cercano a nuestra casa, se puede recurrir al internet y buscar videos guiados de yoga para principiantes.

Esta práctica tiene muchos estilos y tipos diferentes, aquí algunos de ellos, cada persona podrá elegir el de su preferencia o el que se adopte a lo que buscamos para mejorar nuestra salud y mantenernos en la línea:

* Hatha Yoga: Conocido como el Yoga físico, esta modalidad de yoga fue creado en el siglo XV o XVI por el yogui Svatmarama, basado en los ágamos tántricos. Es el que está principalmente especializado en la realización de Asanas o posturas. Este es un tipo de yoga favorito por las mujeres, el cual se basa en practicar asanas o posturas corporales, que aportan a los músculos firmeza y elasticidad.

* Vinyasa Yoga: Este estilo de yoga Vinyasa se refiere a una forma de yoga que sigue a una serie particular de asanas o posturas. Estas

posturas se basan, con el fin de crear un patrón específico o un flujo suave, es también conocido como Yoga Flow.

* Yoga Iyengar: La característica esencial de este estilo es la intensidad con la que la atención ha de mantenerse presente al abordar la práctica de asana o posturas, pranayama o disciplina de la respiración y pratyahara o actitud de introversión de los órganos sensoriales, tres de los ocho estados del yoga descritos por Patañjali,

*Nada Yoga: Traducción del inglés-Nāda yoga es un antiguo sistema metafísico indio. Es igualmente un sistema filosófico, una medicina y una forma de yoga.

-Ejercicios aeróbicos: Se puede optar también por realizar algunas rutinas de ejercicios físicos de baja intensidad, que son los ejercicios en los que se queman calorías y estimula los diferentes procesos metabólicos del organismo. Lo que nos va a beneficiar mucho más durante el periodo de ayuno intermitente. Además, al practicar ejercicios de baja intensidad va a permitir que nuestro cuerpo no utilice la proteína como energía alimentaria.

Entre los ejercicios de baja intensidad están la máquina elíptica y la cinta de correr a baja velocidad, cualquiera que se elija estará bien, ya que sumado al ayuno intermitente veremos los resultados más rápido.

-Caminatas: Salir a caminar siempre se ha dicho que aporta excelente beneficios a nuestro organismo, y si además lo hacemos en ayunas el resultado es que se estará quemando grasas y el cuerpo va a consumir la reserva de energía alimentaria que estaba almacenada.

Es por esto que, si deseamos resultados veloces pues debemos ponernos los zapatos y la ropa de deporte y salir a hacer ejercicios, para estar más saludables y delgados.

Las recomendaciones al momento de combinar ejercicios y ayuno intermitente son primero que nada importantísimo el que no se debe olvidar mantener una buena hidratación, ya que además de ser bueno para la salud, también se pierde mucha agua por medio de la sudoración cuando se entrena, y puede presentarse una deshidratación, sobre todo si se está en un clima con temperaturas altas y con mucho calor.

Prestar atención a los electrolitos, que son los minerales que posee el cuerpo que tienen una carga eléctrica y se encuentran en la sangre y sirven para equilibrar el agua en el organismo, no bajen sus niveles regulares, estos minerales son: potasio, sodio, calcio, magnesio. Por ejemplo, el agua de coco es rica en minerales y aporta muchas calorías.

También en casa se puede crear una bebida que restituya los electrolitos perdidos en el entrenamiento, hay varias opciones en internet que se pueden usar con confianza.

Mantente ocupada para despejar tu mente.

La mente siempre está navegando entre pensamientos en el pasado o en el futuro, pocas veces está presente en realmente en lo que estamos viviendo en el momento, pero, cuando se está en ayuna, cuando nos estamos iniciando en esta práctica, y sentimos hambre, constantemente vamos a estar pensando en comidas y es algo que no podremos evitar. Nuestro cerebro opta por pensamientos al respecto como alerta para darnos a entender que necesitamos los alimentos.

Entre los principales secretos, y quizá es el más importante y exitoso de ellos, es mantener la mente ocupada, para así poder tener éxito con la práctica de ayuno intermitente. Se debe ser consciente que el cuerpo de manera natural va a necesitar de la ingesta de comidas, es algo automático y lógico, ya que ellas obtenemos todos los nutrientes, vitaminas y energía necesaria.

Por ejemplo: el estar continuamente viendo el reloj, contando las horas, acelerando el tiempo mentalmente para que llegue pronto la hora de comer, lo que vamos a lograr con ello es generarnos desesperación y mucha ansiedad, porque entre, otras cosas, vamos a sentir que el tiempo ha avanzado muy poco o nada, así que, se debe evitar a cualquier costa este tipo de pensamientos que al fin y al cabo no nos ayudará en lo más mínimo. La paciencia juega un rol primordial en esta práctica.

¿Cómo podemos evitar que esto suceda? Pues, lo primero, y mucho más si somos principiantes, es planificar actividades a realizar durante el tiempo de ayunar, debemos tratar de estar lejos de donde haya comida o personas que estén comiendo y esto hará que evitemos la tentación para no consumir ningún tipo de alimentos, recuerda que en la perseverancia está el éxito.

Armar un rompecabezas es un excelente método para mantener la mente ocupada, puede ser también sudokus, crucigramas, juegos de palabras, leer un libro o la prensa. Son actividades que además de ayudarnos a mantener la mente ocupada, también aumentarán la activación del córtex prefrontal, por lo que estaremos dando alimento a nuestra mente y relajándonos al mismo tiempo.

Está comprobado que mientras la mente esté en una actividad en la que requiera mucha concentración, el tiempo pasa mucho más rápido. Por su puesto que esto es sólo una sensación, pero, que ayudará mucho al proceso para evitar saltarse pasos importantes para obtener resultados reales y que brinden una solución.

En resumen, el ayuno intermitente es una excelente herramienta para volverte un súper humano, pero, es muy fácil cometer los errores y caer en tentaciones como las mencionadas anteriormente, así que, si todavía no comenzaste con el ayuno intermitente, ten en cuenta cada uno de estos consejos que harán que la práctica sea mucho más llevadera y además cómoda. Y si ya lo estás utilizando y te identificas con alguno de estos errores, ya sabes que debes hacer para evitarlo poder seguir adelante.

Al ayuno intermitente, así como el resto de las actividades que nos proponemos en la vida, se basa en mantenerse en la vía correcta y tratar de mantener las metas bien claras, saber y visualizar lo que deseamos alcanzar y nunca salirse del foco principal. Los resultados llegarán pronto, sólo debes mantenerte firme y con pensamientos positivos para mantener un equilibrio entre la mente y el cuerpo.

Come comidas saludables y nutritivas.

Ya que el ayuno intermitente no es una dieta como tal, ya que no se trata de qué no comer, sino cómo comer. Lo que sí vamos a necesitar es tener coherencia con respecto a los alimentos que vamos a ingerir en las ventanas de alimentación.

Nada va a reemplazar una buena nutrición, así pasemos horas ayunando y haciendo ejercicios. El cuerpo siempre va a reflejar dependiendo de la manera en que nos alimentemos, algo así como: dime qué comes y te diré quién eres.

Si tenemos una alimentación basada en la chatarra o comida basura, como por ejemplo hamburguesas, hot dogs o pollo frito, aparte de que no son saludables, no ayudarán en la pérdida de peso y por lo tanto los resultados en nuestro cuerpo van a ser desastrosos. Debemos evitar todos esos alimentos procesados o que contengan grasas trans, por ejemplo, la pasta, los cereales, los embutidos, entre otros.

Ahora bien, si en cambio nos alimentamos con comida sana y de calidad, los cuales podrían ser las verduras, legumbres, pescados, por nombrar algunos, adicional al ayuno intermitente, pues los resultados serán los mejores.

Los alimentos permitidos en el ayuno intermitente:

-Pescados: Debido a la gran cantidad de beneficios que posee, además de los nutrientes, también presentan un alto contenido calórico bajo, aporta vitaminas A, D, E, y del grupo B, es rico en proteínas y minerales, como calcio, hierro, yodo, zinc, selenio, fósforo y potasio.

El pescado también aporta beneficios para el cerebro, Sin dudarlo hay que incluirlo en nuestras ventanas de alimentación. Por todos esos beneficios es uno de los alimentos más usados en las dietas.

-Nueces: Se cree que las nueces son dañinas por el alto contenido de grasas que posee, pero estas grasas sólo aportan beneficios al organismo, ya que son grasas poliinsaturadas. La nuez contiene muchos neuroprotectores, además de vitamina E, ácido fólico, melatonina y antioxidantes.

Entre los diversos beneficios que dan es que minimiza el colesterol, ya que la nuez tiene un alto contenido de ácidos grasos omega 3 que es de origen vegetal. Las grasas y minerales que tienen las nueces ayudan a prevenir las enfermedades cardiovasculares, lo que nos mantiene el corazón sano.

-Papa: Pero no las papas fritas, lo ideal es que sean al vapor. Este tubérculo posee una pequeña cantidad de hierro, la vitamina C es la que tiene en más grande cantidad, la cual fomenta la absorción de este mineral. También tiene vitamina B1, B3 y B6, aparte de otros minerales que son el potasio, fósforo, folato, ácido pantoténico, magnesio y riboflavina.

Los beneficios de este tubérculo es que es una excelente fuente de minerales que son el potasio, fósforo, magnesio y manganeso, ambos nutrientes necesarios para mantener el balance de líquidos en el organismo y que aparte de eso están implicados en el funcionamiento de la tensión arterial y previene la osteoporosis.

Nota curiosa: La papa es el cuarto alimento que más se consume a nivel mundial.

-Otros de los alimentos permitidos son todos los vegetales, frutas y verduras que queramos, las carnes magras, sobre todo si son preparados a la plancha. Entre otros también podemos consumir, las legumbres, los granos y frijoles.

Mientras se coma con moderación, hasta un helado está permitido, sin abusar, tampoco es que todos los días se va a comer helados, ya que hasta el alimento más saludable va a terminar haciendo daño si se consume en exceso.

Si se quieren ver excelentes resultados con la práctica del ayuno intermitente, debemos comer lo más sano posible, ya que se trata de nuestro cuerpo y la idea es que el cuerpo se adapte para que podamos disfrutar de los resultados todo el tiempo posible.

Evita bebidas con azúcar, jugos, gaseosas y bebidas alcohólicas.

Es muy importante mantener una hidratación óptima, ya que el cuerpo depende del agua para sobrevivir. El cuerpo usa el agua en diversas formas, por ejemplo, para mantener nivelada la temperatura, para eliminar los desechos corporales, además lubrica las articulaciones. Todas las células, tejido y órgano del cuerpo necesitan del agua para obtener un funcionamiento óptimo.

Recordemos que el agua es vida.

Debemos evitar las bebidas gaseosas, ya que estas aumentan el riesgo de padecer de diabetes, es causante de diversos problemas cardíacos, puede provocar infartos, cáncer, obesidad, además de múltiples enfermedades más. Gracias a las bebidas gaseosas, la diabetes tipo 2, que era hace muchos años atrás una enfermedad que únicamente se presentaba en adultos, lamentablemente, hoy en día ahora se ha presentado en niños y adolescentes y uno de los causantes son las bebidas gaseosas.

Las bebidas alcohólicas también están entre las bebidas que debemos evitar a toda costa, por los diversos daños que produce. Cuando bebemos bebidas alcohólicas como media luego de ingerirla, llega a la sangre, lo que va a producir que se vaya disminuyendo el azúcar que está presente en la corriente sanguínea, provocando que nos sintamos con debilidad y excesivo agotamiento físico.

Esto ocurre porque el alcohol reduce considerablemente los niveles de vitamina B1 en nuestro organismo. Además, las bebidas alcohólicas tienen alto contenido de calorías, como el vino blanco y el vino tinto, las cervezas, entre otras.

Entre los daños del alcohol en el cuerpo es que vamos a perder la capacidad de razonar y el juicio cada vez que lo ingerimos. El consumo prolongado con el tiempo va a dañar las neuronas, lo que a su vez puede producir un daño irrevocable en la memoria, junto a la capacidad de razonamiento y por lo tanto afectará mucho en la manera en que nos comportamos.

Las bebidas alcohólicas deshidratan considerablemente el cuerpo, el alcohol tiene infinidad de consecuencias negativas, que van desde el cerebro, el hígado y el corazón.

Las bebidas lácteas también deben evitarse ya que la leche contiene altos niveles de calorías y esto hará que el ayuno se rompa.

El café también está entre las bebidas que debemos evitar, a menos que se beba sin azúcar, ya que el café contiene cafeína y ésta colabora en la pérdida de peso, aumenta la probabilidad de hacernos sentir saciados en el período de ayuno, además de mantener la energía durante ese período.

Los mismo pasa con el té y el mate, beberlos durante el ayuno con azúcar es contraproducente, pero sin azúcar aportan muchos beneficios para nuestro cuerpo en el ayuno intermitente.

Todas las bebidas que contengan calorías quedan descartadas durante el ayuno intermitente, por ejemplo, nada de beber smoothies, té helado, zumos con azúcar y cualquier tipo de bebidas energéticas.

Busca que tus amigos cercanos y tu familia te apoye durante este proceso, coméntalo con ellos.

Cuando tomamos la determinación de iniciarnos en el ayuno intermitente es importante contar con el apoyo de familiares, los amigos cercanos y de las personas con las que convivimos día a día, ya que es importante mantenerse alejados de las tentaciones durante el ayuno intermitente, porque es muy fácil caer en ella cuando se es principiante.

Contar con el apoyo de las personas que nos rodean, bien sea en casa, en el trabajo o durante el entrenamiento físico, porque nos ayudará a mantenernos firmes, nos sentiremos más cómodos teniendo a la mano a personas en las que podemos por ejemplo buscar una distracción para evitar las tentaciones.

De ser posible invitar a nuestros padres, hermanos, parejas y compañeros de trabajo para compartir la experiencia y darse mutuo apoyo.

Al instructor del gym, o al entrenador del deporte que hayamos decidido hacer, también debemos comentarle que estamos haciendo ayuno intermitente, para que esté al pendiente de nosotros, tanto de los cambios y resultados positivos, como de cualquier accidente que pudiera ocurrir o si se está haciendo algo que pueda ser contraproducente mientras ayunamos y nos ejercitamos.

6

LOS 4 PILARES DEL AYUNO INTERMITENTE QUE NO DEBES DEJAR PASAR PARA TENER ÉXITO EN ESTA DIETA

La importancia de las comidas.
Sabiendo que el ayuno intermitente se basa en un período de ayunas y luego viene una ventana de alimentación, teniendo el conocimiento de que este protocolo no se trata en no comer, sino en saber que comer. Habiendo fijado ya la meta, para comenzar a hacer ayuno intermitente, porque este método es para bajar de peso, para aumentar la masa muscular y tonificar el cuerpo o sólo para mantener una vida saludable.

En el ayuno intermitente están permitidas casi todas las comidas, sin excederse en las que tienen altos niveles de carbohidratos. Hay que cuidar mucho lo que consumimos.

No es recomendable consumir más de 6000 calorías en el período de alimentación, porque sin dudas se estaría perdiendo el tiempo. Esto nos ayudará a sacarle provecho al ayuno intermitente y así obtener mejores resultados.

Podríamos optar comer unas 500 calorías en los días de ayuno dividas en dos porciones o se puede hacer en una sola comida

Por ejemplo: prepara una merluza al vapor con verduras y limón, tortilla de cebolla, pimientos y calabacín al horno. Los vegetales deben estar a medio cocer, para que aporten más nutrientes y nos veamos obligados a masticar los alimentos. Lo ideal es elegir alimentos ricos en agua, fibra y proteínas.

Para los días de ayuno intermitente, al momento de la ventana de alimentación podríamos comer de la siguiente manera, esto va a depender del tipo de protocolo que hayamos elegido:

En la comida aproximadamente a las 12:00 del día: podemos beber un vaso de jugo de frutas, una taza de caldo de verduras, 100 gramos de carne de res aderezado al gusto, con puré de papas (sin mantequilla) o papas al vapor y una porción de ensalada verde con aguacate, 1/2 taza de frutas al gusto.

Snack a las 4:00 de la tarde: nos comemos un yogurt griego con frutas picadas, adicionalmente 50 gramos de nueces.

Para la cena a las 8:00 de la noche: un vaso de jugo de frutas, pollo al horno con vegetales al vapor.

No olvidar que es importante mantenerse bien hidratado, y en todo momento se puede beber agua. También se puede tomar café o té sin azúcar durante el ayuno, pero dentro de las 8 horas permitidas para comer, puedes agregarle azúcar al gusto.

Podemos priorizar aquellos alimentos ricos en agua y fibra, como las verduras y frutas frescas. Otro ejemplo de menú:

Desayuno 8 de la mañana: Café. Medio sándwich integral con vegetales y pavo. Kiwi el cual tiene 3g de fibra por cada 100 g aproximadamente.

Comida a las 12 del día: ensalada de hortalizas de temporada y arroz integral. Pollo al horno con berenjena, tomate y tomillo. Yogur.

Cena a las 8 de la noche: verduras, incluyendo papa a la parrilla con vinagreta. Lubina en papillote con cebolla, champiñones y alcaparras. Sandía.

Entre otros alimentos que podemos consumir sin problemas en la ventana de alimentación durante el ayuno intermitente:

-Avena: ya que contiene fibra lo que hace que el nivel de colesterol se reduzca. La avena cubre la mucosa gástrica y la protege del efecto del ácido clorhídrico.

-Miel: en horas de la mañana la miel ayuda a que el organismo se despierte y lo va a llenar de energía durante muchas horas. Aunado a eso la miel produce una gran mejoría en el funcionamiento del cerebro y también provoca un aumento en los niveles de la hormona de la alegría, la serotonina.

-Huevos: según diversas investigaciones que han arrojado que cuando desayunamos con huevo la cantidad de calorías se va a reducir considerablemente durante el día.

-Pan integral sin levadura: Se ha demostrado que tiene además de otros elementos muy saludables y beneficiosos para el organismo, tiene una buena cantidad de carbohidratos, los cuales son muy necesarios para el cuerpo y la hora ideal para consumirlo es en la mañana.

-Arándanos azules: el consumo regular de los arándanos azules en horas de la mañana ayuda en la mejora de la memoria, mantiene en los niveles normales el metabolismo, y mejora la presión sanguínea, esto es según algunas investigaciones sobre los beneficios que aporta al cuerpo.

-Frutos secos: cuando decimos frutos secos nos referimos a las almendras, cacahuates, nueces y otros. Al consumirlos en horas de la mañana ayuda a que el tracto digestivo tenga un mejor funcionamiento y además van a normalizar la acidez en el jugo gástrico.

-Sandía: por su alto nivel de agua, va a colaborar en la hidratación del cuerpo, también contiene licopeno, que es una sustancia muy importante que ayuda a tener salud visual y en el corazón.

-Trigo sarraceno o alforfón: este trigo estimula el trabajo del tracto digestivo, además también es una excelente fuente de proteínas, hierro y vitaminas.

-Papilla de maíz: la cual va a regular la flora intestinal y producirá una sensación de estar saciado por mucho tiempo, parte de que va a eliminar las toxinas y sales de los metales pesados.

Al momento de elegir los alimentos que vamos a consumir durante el ayuno intermitente, debemos hacerlo tomando en cuenta que no sean alimentos procesados, ni que excedan los niveles de grasas trans. Para que el ayuno intermitente nos de los resultados esperados.

La importancia de complementar la dieta con el ejercicio.

Para lograr cada una de las metas que tenemos pautadas con la iniciación de al ayuno intermitente, debemos complementar tanto física como mentalmente, recuerdan que lo que la mente piensa y ve es lo que transmite al exterior, haciendo que tanto el cuerpo como nuestro bienestar interno (ayudado por la buena alimentación) se encuentren en un total balance.

Cuando recurrimos al ayuno intermitente, generalmente es porque se desea bajar de peso o para ganar masa muscular, aunque el ayuno y la buena alimentación son una excelente combinación para la salud, es necesario que adicionemos a esta combinación el practicar algún deporte, por todos los beneficios que el ejercicio físico le va a aportar a nuestro cuerpo mientras se practique de manera constante y bien ejecutada.

Además, el ejercicio físico en ayunas seguramente es la clave para mantener el cuerpo joven y sano, de eso no hay dudas. Hacer ejercicios a primera hora de la mañana en ayunas mantendrá el cuerpo activo durante el resto del día, y como no se ha consumido ningún alimento, será más fácil la quema de grasas que es el factor principal del sobrepeso. Los resultados serán mucho más efectivos y rápidos.

El ejercicio unido a la abstinencia o el ayuno producen estrés oxidado agudo, lo cual va a desencadenar que los niveles de los neuromotores, la mitocondria y las fibras musculares estén intactos haciendo mucho más eficiente la actividad física. Todo esto es un proceso básico del organismo que responde a la falta de alimentos de manera automática.

El estrés oxidativo se presenta de muchas maneras y a varios niveles, pero, cuando es crónico puede ocasionar enfermedades. En realidad, el estrés oxidativo agudo, que sucede debido al ejercicio corto e intenso o gracias al ayuno periódico, beneficia al músculo haciéndolo más manejable a la hora de tonificarlo mediante la actividad física, lo que también evitará la acumulación de grasas insanas.

Se debe recordar que después de entrenar hay que ingerir cualquier tipo de alimentos por lo menos media hora después de hacer ejercicios físicos, es la manera más efectiva para romper o terminar con el ayuno. Por ejemplo, si el entrenamiento se hace en horas de la mañana o temprano en horas de la tarde, se puede romper el ayuno intermitente consumiendo 20 gramos de proteína neta o fuente de asimilación rápida, a través de un concentrado de proteína de alta calidad media hora después de comenzar con la rutina de ejercicios físicos y al finalizar el entrenamiento se consume de nuevo una comida de recuperación media hora después de terminar con la rutina.

Si por ejemplo estamos haciendo el ayuno intermitente más usado para ganar masa muscular y perder peso de manera más rápida, es el protocolo 16/8, el cual consiste en ayunar por 16 horas y tener 8 horas como de ventana de alimentación. Entonces, comemos a las 8 de la noche una buena cena, normal, a partir de ahí no se consumirá nada de alimentos sólidos, hasta las 11 de la mañana siguiente para cumplir con las 16 horas, vamos a entrenar por una hora, es decir, que a eso de las 9 :30 de la mañana debemos estar comenzando a hacer nuestra rutina de ejercicios, terminamos el entrenamiento a la 10:30 de la mañana, así para cuando se cumplan las 16 horas del protocolo, podamos romper el ayuno con una comida de recuperación, la cual podría ser una barra proteínica.

Generalmente, este tipo de combinaciones dietéticas con ejercicios, lo usan los actores de cine y televisión cuando necesitan tonificar y ganar masa muscular de manera sana y rápida, para poder entrar en el personaje de alguna película. Este método es muy eficaz ya que los resultados se ven muy rápido siempre y cuando se lleve a cabo al pie de la letra.

Se debe buscar una rutina de ejercicios que realmente sea beneficiosa y que se centre en la quema de grasas para bajar peso y además tonificar los músculos de manera correcta. En internet existen miles de sitios donde recomiendan rutinas excelentes para complementar la dieta, así que, todo está al alcance de nuestras manos, solo se debe tener las ganas y estar completamente enfocados.

Siempre se recomienda, además, buscar ayuda profesional con la parte de entrenamiento, bien sea en un gimnasio o con algún entrenador que pueda guiarlos para evitar lesiones y malos hábitos. En la internet también se consiguen muchos tutoriales guiados por entrenadores profesionales para poder llevar a cabo ejercicios con el peso corporal (lo más recomendado) sin necesidad de salir de casa.

La mente y el cuerpo estarán en completa sintonía después de poder llevar a cabo este tipo de combinación que no sólo traerá bienestar, así como un cuerpo más sano y una persona feliz.

Sigue una rutina diaria.

El ayuno intermitente es un método en el que se alternan los días de alimentación con los días de abstinencia, es decir, que se come un día sí y al siguiente no. El ayuno intermitente no es una dieta, aunque puede ser utilizado junto con una restricción calórica para la pérdida de peso y así acelerar el proceso.

Es un método tan antiguo que grandes personajes como Hipócrates, considerado el padre de la medicina en la antigua Grecia, que ejerció durante el período llamado siglo de Pericles ya usaba el ayuno y abogaba por él como poderosa medida terapéutica.

También Platón, Sócrates, Aristóteles y Galeno conocido como el segundo padre de la medicina occidental, elogiaron el ayuno y sus múltiples beneficios. Pitágoras iba un poco más allá y exigía a sus estudiantes que ayunasen antes de entrar a sus clases.

Benjamín Franklin, una de las personalidades más admiradas y estudiadas, fue un político, científico e inventor estadounidense, considerado como uno de los padres Fundadores de ese país, además también era un claro fan del ayuno, él dijo: Las mejores medicinas son un buen descanso y el ayuno y ya sabemos la calidad de personaje y lo importante que fue para el desarrollo de nuestro mundo, él era otros de los practicantes.

Lo que significa que los beneficios que aporta el ayuno intermitente son tan buenos, que personas como las antes mencionadas las usaban y hasta les exigía a sus estudiantes que ayunaran como en el caso de Pitágoras, eran parte de sus vidas.

Por su puesto que para la época eran métodos que estaban poniéndose en práctica por primera vez y fueron perfeccionándose hasta nuestra época, que, gracias a los avances tecnológicos, ahora podemos visualizar cada uno de los pasos y ver claramente los resultados que esto genera al cuerpo y a nuestras vidas.

Se puede adoptar el ayuno intermitente para ajustarlo a la rutina diaria, ya que no necesitamos dejar de lado los quehaceres diarios, no es necesario dejar de trabajar o atender cada una de las responsabilidades para hacerla parte de nuestras vidas de una forma totalmente eficiente.

Es muy fácil de hacer, lo único que necesitamos es tener fuerza de voluntad, estar dispuestos a acostumbrarse a la nueva forma de ingerir alimentos al menos durante las primeras semanas, ya que a medida que se va haciendo, se va a ir perdiendo el apetito y el cuerpo se va adaptando a estar más horas sin ingerir alimentos. Por supuesto esto se hace de manera escalonada y controlada.

Muchos estudios han demostrado que es un método muy efectivo a la hora de perder peso, para ganar masa muscular, también mejora la sensibilidad a la insulina, aumenta la energía, en la reducción del colesterol, entre otras cosas.

Aparte de todo lo que aporta a nuestro cuerpo, el ayuno intermitente permite que en los días libres de ayuno podamos comer de todo, en las cantidades que deseemos, esto es uno de los motivos por los que muchas personas han decidido comenzar a practicar este método. Todo tiene su recompensa.

El ayuno intermitente, según diversos estudios que han demostrado los múltiples beneficios, y a pesar de todo eso aún hay personas que dudan y ponen en tela de juicio su efectividad. Lo que sí es cierto es que existe cierto peligro si la persona que desee iniciarse en el ayuno intermitente, padece de enfermedades en las que deba estar en tratamiento médico continuamente, por lo que se recomienda consultar con un médico antes de comenzar a usar este grandioso método.

Esto es muy importante a la hora de tomar la decisión de iniciarse en este proceso, puesto que puede llevar a empeorar la condición de las personas sino no está capacitada para eso.

Hay una pequeña lista de personas que no deberían (o al menos eso se recomienda) iniciarse en el ayuno intermitente antes de consultar con su médico de confianza:

-Aquellas personas que están muy por debajo de su peso ideal.

-Personas quienes padezcan de trastornos alimenticios como la anorexia o la bulimia.

-Las mujeres que están embarazadas y/o en período de lactancia.

-Menores de 18 años.

-Pacientes de diabetes de tipo 1 y/o de tipo 2.

-Personas que tomen fármacos recetados por un médico.

-Y las personas que tienen gota o el ácido úrico alto.

Además de todo esto, sería ideal hacer un chequeo médico para corroborar la salud de quien desee empezar con la práctica. Un motivo para decidirse a comenzar a hacer el ayuno intermitente es que podemos vivir de manera normal, sin alterar nada de lo relacionado con nuestra rutina diaria.

Lo importante es poder organizar nuestro tiempo de una manera tal que no perdamos la horas de comidas y poder llevar la dieta baja en grasas y combinándola con ejercicios que ayuden a complementar todos y cada uno de los pasos para hacer un ayuno intermitente exitoso y con los mejores resultados.

La importancia de dormir las horas necesarias para que tu cuerpo pueda recuperar energías y seguir adelante.

Vamos a definir qué es dormir: es estar en estado de reposo, con los ojos cerrados, es un estado de inconsciente en el que se produce la suspensión de las funciones sensoriales y de los movimientos voluntarios. Al dormir la persona está inactiva.

Dormir es de suma importancia para nuestra salud, diversos estudios que se han hecho y que arrojaron que el no dormir lo suficiente o tener una mala calidad de sueño, aumenta el riesgo de las personas de padecer de hipertensión, de enfermedad cardíaca entre otras.

El tiempo en el que se debe dormir para poder recuperar las energías necesarias va a depender de las edades, si la persona duerme entre 7 o más de 12 horas es porque algo está pasando, algo no está funcionando bien.

-Para los niños de edad escolar deben dormir entre 6 y 13 años, el tiempo de sueño para este rango se reduce entre 9 y 11 horas diarias.

-Los adolescentes con edades comprendidas entre 14 y 17 años, el tiempo para dormir es de entre 8 y 10 horas por día.

-Los adultos más jóvenes con edades comprendidas entre 18 y 25 años, deben dormir entre 7 y 9 horas al día.

-Adultos de edades comprendidas entre 26 y 64 años, se va a mantener el mismo rango de necesidades de sueño anterior.

-Personas mayores de más de 65 años, lo más saludable para las personas de este rango es entre 7 y 8 horas al día, pero, sin embargo, es muy usual el que esas horas se vean reducidas.

Ahora bien, el tiempo promedio de dormir es entre 7 y 9 horas diarias, es lo que debería de ser más que suficiente para que una persona pueda recuperar las energías para que el cuerpo esté sano. Nunca menos de 6 horas, ni más de 11 horas diarias.

Estas son las horas que se recomienda, una nota curiosa es que a medida que vamos envejeciendo el rango de descanso va en descenso, esto puede ser ocasionado por diversos factores que pueden estar interfiriendo con los ritmos circadianos, alterando tanto el tiempo que se dedica al sueño como la calidad del mismo. Ciclos de sueño REM y de sueño no REM.

¿Qué es el ritmo circadiano?

Estos son los cambios físicos, mentales y de la conducta que siguen un ciclo diario y que responden a la luz y la oscuridad, en el ambiente de un organismo, el mejor ejemplo para describir el ritmo circadiano relacionado con la luz es el de dormir por la noche y estar despierto durante el día.

¿Qué puede alterar ese ritmo?

Es muy sensible a la luz y a la oscuridad, ya que para poder dormir necesitamos que no haya luz, ya que así es que realmente vamos a descansar. Los factores que pueden estar alterando el ritmo circadiano son: el tiempo que se pasa viendo la televisión, usando nuestros móviles y ordenadores, así como otros dispositivos electrónicos que irradian luz, ingerir bebidas estimulantes, las bebidas energéticas, el estudiar o laborar durante la noche, mantener una actividad social durante la noche, una cama nada cómoda, habitaciones que no cumplan con las condiciones idóneas necesarias de luz, la temperatura y humedad, las constantes interrupciones en las que hay que levantarse para ir al baño que son tan usuales en las personas mayores y muchas otras más.

¿Qué le pasa al cuerpo cuando no dormimos bien?

Cuando las personas de cualquier edad no descansan adecuadamente, generalmente son las más propensas para sufrir de diversas enfermedades, puesto que nuestro sistema inmunológico se refuerza en el periodo en el que dormimos, así que, si no dormimos correctamente el cuerpo no se va a recuperar de manera óptima, entonces vamos a padecer de problemas de memoria y de aprendizaje.

Dormir no sólo es placentero, además de eso el dormir bien trae consigo efectos bastante positivos, algunos de los que más beneficios aportan son:

-Incrementa la creatividad: cuando el cerebro está en estado de reposo y la producción de hormonas está en el nivel correcto y equilibrada, la memoria va a funcionar de manera perfecta. Lo que hace que la imaginación tenga más potencia y nos vuelve más creativos.

-Ayuda a perder peso: cuando no dormimos hace que los adipocitos o células grasas liberen menos leptina, que es la hormona supresora del apetito. También el insomnio provoca que el estómago aumente su nivel de grelina, hormona del apetito, las dos acciones producen que el dormir poco se relaciones con la obesidad.

-Nos hace ser más sanos: El sistema inmunológico utiliza el tiempo de descanso para regenerarse, por esto es que puede luchar eficazmente contra las toxinas, bacterias, gérmenes y virus que constantemente amenazan nuestra salud. Si el sistema inmunológico está débil existen muchas posibilidades de contraer alguna infección.

-Mejora la memoria: al dormir se van a fortalecer las conexiones neuronales. En la etapa REM del sueño, el hipotálamo que es el encargado de almacenar nuestra memoria, se va a restaurar, convirtiendo la memoria a corto plazo en memoria a largo plazo.

-Protege el corazón: según diversos estudios se ha determinado que las personas que sufren de insomnio tienen muchas más posibilidades de padecer de insuficiencias cardiacas, a diferencia de aquellas personas que sí duermen correctamente.

-Reduce la depresión: al dormir, nuestro cuerpo tiende a relajarse lo que va a facilitar la elaboración de melanina y de serotonina. Dichas hormonas van a contrarrestar los efectos de las hormonas del estrés, que son la adrenalina y el cortisol, y nos van a ayudar a ser más felices y por lo tanto emocionalmente más fuertes. En cambio, la falta de sueño va a provocar una liberación magnificada y sostenida de serotonina y adrenalina.

En conclusión, podemos decir que el sueño es un factor muy importante para nuestra salud. Pero, para poder lograr dormir bien, hace falta que se cumplan un par de condiciones fundamentales. El tiempo en que dormimos y la calidad del sueño que tengamos durante cada noche.

Es decir, que, si dormimos adecuadamente, en un sitio que esté ambientado para ello, evitando todos aquellos factores que alteren el ritmo circadiano, lo que a su vez mantienen los niveles de nuestras hormonas equilibrados, y descansando de manera óptima, si sumamos todo esto se va a desencadenar a nuestro favor que tengamos realmente una linda noche.

7
CÓMO MANTENERTE MOTIVADA

Proponte objetivos realistas y que puedas alcanzar.
Si nunca hemos hecho un ayuno controlado y de manera consciente, es decir, ayuno intermitente, se nos va a ser bastante complicado al principio, por este motivo es que debemos instruirnos lo suficiente, para no caer en frustraciones que son sentimientos negativos y contraproducentes para la salud de nuestro cuerpo y es lo que precisamente debemos evitar.

Si por ejemplo queremos iniciarnos en el ayuno intermitente, tenemos sobrepeso y jamás hemos hecho ejercicios, pero además de eso nunca hemos ayunado en el pasado, nos da mucha flojera siquiera pensar en el ejercicio físico y estamos planeando ir de vacaciones a una playa paradisiaca en un par de meses y queremos bajar de peso antes de ir, pues debemos estar conscientes de que no es así de fácil. Los pasos deben seguirse sin saltarse ninguno y se muy constante, ante todo.

Lo primordial es hacer una planificación de lo que deseamos lograr con el ayuno intermitente. Al tener eso en claro es que vamos a buscar cuales son los tipos de ayuno intermitente y hasta cual queremos o necesitamos llegar, recordando que no todos darán los mismos resultados en personas diferentes y quizá debamos saltar entre uno y otro método. Es ideal encontrar justo el que se adapte a nuestras necesidades ya que existen diferentes tipos de ayunos intermitentes y cada uno tiene exigencias y maneras muy diferentes entre ellos.

Debemos comenzar por el ayuno menos exigente, ya que el cuerpo va a sufrir de un cambio drástico en la alimentación. Para no desencadenar efectos negativos, ni desequilibrar nuestras hormonas y no causar un daño a nuestra salud. Al pasar una semana vamos a comenzar a aumentar las horas de 2 por día de ayuno, hasta llegar al protocolo que hemos elegido. Así iremos avanzando poco a poco y sin parar.

Entre otras cosas debemos tener en cuenta que hay que tener mucha paciencia las primeras dos semanas de ayuno. El autocontrol va a jugar un papel muy importante aquí, ya que sin eso podemos caer en la tentación de comer durante el ayuno. Debemos estar consiente lo más importante es tener la mente preparada para lo que se viene, si bien es difícil acostumbrarse a cosas nuevas, nada es imposible cuando la motivación es nuestro motor principal.

Así que, debemos detenernos en este punto tan crucial, pues las metas deben estar bien marcadas y definitivamente tiene que ser algo que te mueva y te mantenga con el ánimo en alto, es decir, si quieres hacerlo, pero, tu motivación es muy baja o nula, entonces terminarás aburriéndote y dejando a un lado todo lo que has hecho. Así que, mírate en el espejo y visualiza lo que quieres, piensa en tu salud, en todas las cosas que cambiarán para ti después de mantenerte bien alimentada y segura de ti misma.

Traza una meta y que eso se convierta en tu combustible, no dejes que el desespero o la ansiedad puedan más que tú y te descontrole por completo.

Ten en cuenta que el protocolo de ayuno que más se usa a nivel mundial, es el de 16/8, ya que generalmente se incluyen las horas de la noche que deben ser al menos 8 horas y en la mañana al levantarnos se continúa con el ayuno, hasta cumplir con las 16 horas.

¿Qué hace que este protocolo de 16/8 sea el más usado?

Es sencillo, además de usar a la mejor aliada del ayuno, que es la noche, también nos permite cumplir con una buena rutina de ejercicios físicos durante las horas de ayuno, que vendrían siendo las horas de la mañana, lo que ayuda a que la quema de grasas sea más eficiente y que el objetivo de perder peso en tiempo récord se logre.

Muchas de las celebridades a nivel mundial usan este protocolo bien sea para mantenerse en forma o para cumplir con algún personaje de alguna película, ya que se le exige así en el papel que van a desempeñar.

Una de estas celebridades es el actor y comediante Terry Crews y es una de las primeras celebridades en hacer ayunos intermitentes, él come su primera comida alrededor de las 2 pm, y comerá lo que quiera hasta las 10 pm. Romperá el período de ayuno diario de 16 horas para tomar café o té, pero eso es todo y no parece afectar en el humor, ya que según sus compañeros en el set es una de las personas más relajadas y tranquilas con quien trabajar, independientemente del hecho de que probablemente se muera de hambre hasta la 1:59 pm todos los días, es muy impresionante, de verdad.

Debemos prepararnos psicológica y físicamente para enfrentar los primeros días de ayuno, que suelen ser los más fuertes y donde la mayoría de las personas decaen y es precisamente porque no estamos acostumbrados a estar tanto tiempo sin ingerir alimentos, es algo que el cuerpo pedirá naturalmente y es justamente eso con lo que tienes que batallar, será una lucha sin tregua, pero, sólo con la motivación en todo su esplendor podrás hacerlo.

Rompe los grandes objetivos mensuales en objetivos semanales y luego en pequeños objetivos diarios

Quizá el proceso sea muy largo y en ocasiones las cosas pueden complicarse por factores externos que de una u otra manera no podemos controlar, pero debemos ser consciente que será una tarea muy diferente a la que someteremos nuestro cuerpo y a la que debe acostumbrarse después de tanto tiempo haciendo algo completamente distinto y complaciéndolo cada vez que nos daba la alerta que necesita alimento, lo cual es algo muy natural y que debemos saciar de inmediato, pero, nuestro objetivo ahora será muy diferente.

Entonces no debemos pensar en el tiempo que necesitamos para lograr nuestra meta, debemos es enfocarnos y dejar de contar lo días. Probablemente para algunas personas se hará mucho más fácil que para otras que no tienen tanto control mental o que caen fácilmente en tentaciones de comer algo porque ya no pueden mantenerse más sin comer. Lo que hay que tener en mente es la idea de que cada día que pasa es un paso y que quizá el camino se vea muy largo, pero, que se logrará llegar hasta el final sin ninguna duda.

Es imprescindible romper con los grandes objetivos mensuales y trasladarlos a objetivos semanales y luego diarios. Esto es una buena recomendación ya que la mente juega un papel primordial para llevar a cabo en ayuno intermitente, es ella la que nos permitirá avanzar sin detenernos ni un solo día.

Así, pues, debemos equilibrar nuestro cuerpo con nuestros pensamientos y darles lo que necesitan para mantenerse estables y coherentes. Los objetivos mensuales podrían catalogarse como incómodos y quizá el tiempo es muy largo, así que, al dividir esos objetivos en semanales tendrás cuatro escalones que subir hasta llegar a tu meta, pero, podrás ver como logras escalar cada siete días y entonces verás que de inmediato vas a comenzar con una nueva semana, dejando atrás la primera y te olvidarás de eso. Solo tendrás en mente tu nuevo objetivo semanal.

Después de pasar por el primer mes donde se dividió en cuatro escalones podrás darte cuenta que la estrategia funcionó perfectamente y entonces puedes colocarte en un eslabón diario, así verá la meta mayor a la cual llegar, en una semana y cada día como un escalón que vas subiendo sin parar, es como si pasaras de caminar poco a poco a correr a la toda velocidad. Y es precisamente lo que buscamos ya que con esto los resultados estarán a la vuelta de la esquina.

La manera en que las cosas se darán en ese momento serán impresionante, pues todo lo relacionado con pisar objetivos diarios se relaciona con pequeños éxitos que llevarán hasta el punto más algo y nos dará el resultado más buscado, eso por lo que tanto hemos luchado. Mentalmente las cosas serán mucho más activas y las ganas se incrementarán en un 100%.

Es por eso que las metas deben ser bien definidas, algo que realmente queramos hacer y a dónde queremos llegar, sobre todo debemos estar seguras que el ayuno intermitente nos ayudará y que seremos constante a lo largo del camino para lograr nuestros objetivos. Si esto no es así, no podremos logra nada al respecto, pues no estaremos dando la energía necesaria para seguir adelante.

Mirémonos en el espejo y sepamos que no solo queremos rebajar unos kilitos de más, no. Lo que necesitamos es ver esa mujer que va a estar feliz y con una nueva autoestima, algo que nos llevará a un nuevo nivel de vida y que nos permitirá disfrutar de cosas que quizá antes no podíamos hacer, pero, más allá de lo físico pensemos en todo lo que no aportará a nivel de salud, todo lo que nos dará para el bienestar de nuestro cuerpo y organismo.

Es por eso que esta práctica nos dará muchas cosas nuevas y buenas para cada una de nosotras que de seguro seremos nuevas personas después de todo eso, las cosas serán mucho más fáciles para pensar y hasta podemos madurar en el proceso, haciéndonos mejor persona y viendo la vida desde otro punto de vista. El aprendizaje es algo que viene intrínseco con el proceso y es un plus que no ganaremos sin haberlo buscado, sabremos cómo funciona nuestro organismo y nos daremos la tarea de cuidarlo de la manera correcta.

Así que, lo mejor que podemos hacer es mentalizarnos que es un camino en al cual no quedemos para toda la vida y que con cada paso se hará mucho más fácil y manejable, algo con lo que realmente nos vamos a sentir bien. La simplificación de proceso rompiendo los grandes objetivos mensuales (a largo plazo), convirtiéndolos en objetivos semanales (a corto plazo) y luego a objetivos diarios (plazo inmediato), es la mejor manera que tenemos para ver que mientras el tiempo pasa y los objetivos son alcanzados y directamente los resultados irán llegando poco a poco.

Mantente positiva y paciente durante todo el proceso.

Sí, los pasos a seguir son muy importantes, así como la alimentación y el ejercicio diario para complementar un ciclo perfecto y así tener un ayuno intermitente llevado a cabo con perfección, pero, el enemigo que debemos evitar a toda costa es la negatividad, eso puede acabar con todos los avances que has realizado con tanto esfuerzo y lanzarlo todo a la basura en un solo segundo y después volver a la rutina será mucho más difícil.

Durante todo el proceso debes mantener lo más positiva posible y tener en cuenta que los resultados llegarán cuando tu cuerpo comience a sentir los cambios pertinentes a este ayuno intermitente, no puedes esperar que las cosas se den de un día a otro y mucho menos compararte con otra persona que también lo esté haciendo en paralelo contigo, todo somos seres humanos individuales y respondemos de diferentes maneras a cada una de las cosas que nos proponemos.

La comparación es algo completamente normal, pero, debes sacar de una vez por todas ese fantasma que lo único que hace es darte problemas y malos ratos. Nadie va a reaccionar de la misma manera que tú, así que, debes sacar ese error de tu vida inmediatamente. Los procesos como el ayuno intermitente dan resultados positivos en todas las personas siempre y cuando se mantengan positivas y siguiendo los lineamientos de la manera correcta.

Nadie oculta que es un proceso medianamente difícil y que además estás combatiendo con procesos naturales del cuerpo, pero, con el tiempo lograrás todos esos cambios que tanto anhelas, es cuestión de perseverancia y de saber lo que se quiere y a donde vamos a llegar con toda la seguridad posible, siempre con la convicción lograrlo.

Es por eso que la paciencia también es un punto interesante y que además alimenta la mente de una manera positiva. Esperar con ansias y mirarnos a cada rato en el espejo solo nos producirá negatividad en nuestra mente y nos podrá alejar de los siguientes objetivos al no ver cambios inmediatos con los cuales podríamos ver en menos tiempo de lo que esperamos, pero, solo teniendo paciencia lo averiguaremos de manera definitiva.

Poco a poco nos daremos cuenta de que ese pantalón que tanto nos gustaba y que dejamos de usar porque simplemente engordamos, comienza a ajustarse más a su cuerpo, quizá te sentirás más esbelta y mejor plantada, verás cómo hábitos rutinarios como caminar serán mucho más placenteros y se darán de mejor manera, aprenderás a miras las cosas desde otra perspectiva, pero todo esto lleva un tiempo y una dedicación que no pueden dejarse a un lado nunca.

Es por eso que el primer consejo que damos siempre a las personas cuando deciden adentrarse en el mundo del desayuno intermitente, es que tengan toda la paciencia posible y que alimente su mente de ideas positivas que los ayuden a sentirse bien, que al final del camino los lleve hasta ese punto que tanto han deseado. Recuerda siempre el objetivo por el que quisiste entrar y hacer este desayuno por primera vez, mantenlo fijo en tu mente día tras día y convéncete de que podrás hacer grandes cosas, de que no solo estas cambiando tu cuerpo, sino que tendrás mejor salud, aprenderás a cuidarte y ser una nueva persona. Los pensamientos positivos son esenciales para todas y cada una de las personas y especialmente cuando entramos en un proceso tan crucial y que requiere de todas nuestras ganas y paciencia.

Saca de tu vida los malos hábitos y concéntrate en las cosas que estás haciendo. La práctica de ejercicios es algo que nos ayuda a ponernos metas cortas quizá al ver que podemos hacer más repeticiones en una rutina o quizá lograr ese movimiento que nos costaba tanto hacer en un principio, todas esas cosas nos llenan de energía y esa energía se transforma en felicidad una vez. Todo eso excita al cerebro de una manera positiva y mantiene el espíritu feliz.

Mientras más días pasen, mejor te sentirás y sabrás que hacer, cada una tiene su manera de actuar para controlar la ingesta de alimentos y algunos que crean hasta nuevas estrategias que les resultan completamente exitosas, así que, rendirse no es una opción después de comenzar con este maravilloso método.

La importancia de mantenerse positiva va más allá de poder alcanzar las metas planteadas, sino que todos esos pensamientos buenos y llenos de energía llenarán tu mente de nuevos patrones de nuevas sensaciones que irán repercutiendo en tu día a día, así que, es un buen hábito al cual también puedes acostumbrarte con facilidad y con ellos verter una cantidad incalculable de cosas buenas para ti.

No es momento para decaer, tú puedes hacerlo, así como las miles de personas que lo han logrado y la confianza es fundamental en ti para todo lo que hagas.

Algunos tips para saber cómo sobrellevar el hambre de la mejor manera.

A pesar de que todas las personas reaccionan de una manera diferente y en distintos tiempos ante estos desayunos intermitentes, existen una variedad de consejos útiles y muy comunes que servirán de mucha ayuda para poder alcanzar la metas y además sentirse más cómodas al momento de la ejecución de la práctica, sobre todo en esos primeros días en que las cosas se hacen tan complicadas y quizá puedan salirse de control hasta el punto de dejar todo el proceso.

— Organización: es indispensable que tomes en cuenta todo esto, pues deberás ser muy organizada para poder hacer cada uno de los pasos de manera correcta sin caer en errores ni tentaciones. Ten en cuenta que deberás hacer el ayuno cada día y que quizá tu rutina diaria no te lo permita hacer de esa manera, porque quizá en un principio comías antes de salir al trabajo o después de llevar a los niños a la escuela, entonces debes buscar la manera de, primero que nada, olvidarte del desayuno y por otro lado tratar de cumplir con las reglas de comidas permitidas siempre tomando en cuenta el método puntual de ayuno que tomaste.

Para eso puedes escribir en una hoja las horas que debes estar sin desayunar, la hora en que tomarás la primera comida del día, asó como usar un calendario para saber exactamente la fecha en que comenzaste y marcar los días para ver el alcance de los objetivos y como ha estado creciendo en ti el proceso. Sin dudas que esto es un punto muy importante y algo que debes hacer desde antes de comenzar a ayunar.

— Dieta: de nada sirve seguir comiendo de la misma manera en que lo estabas haciendo, es necesario que tomes conciencia de que todos los alimentos que ingieres tienen una repercusión directa en ti, en tu metabolismo y por supuesto en tu cuerpo, así que, la escogencia de comidas sanas y frutas es la mejor opción que puedes tomar.

La dieta es un complemento acelerador, es decir, te ayudará a llevar el proceso con mayor rapidez ya que, no solo estás eliminado para de la ingesta de alimentos, sino que a su vez lo que comes son sanos y limpian tu cuerpo de toxinas y dando paso a nutrientes saludables y necesarios para tu desarrollo físico y mental.

Además de todo generará confianza contigo misma y te ayudará a ser más responsable a la hora de escoger lo que vayas a comprar en el mercado, eso creará un nuevo hábito alimenticio que aportará elementos positivos a tu organismo. Mantente firme y lejos de las tentaciones.

— Ejercicios: este punto de la actividad física es algo completamente electivo y que será visto de diferentes maneras por cada una de las personas que comienzan a practicar el ayuno intermitente. Pero, es una recomendación bastante buena por todas las cosas positivas que el ejercicio regala al ser humano y en especial cuando este está haciéndolo por una mejoría.

Una rutina diaria de ejercicios será el complemento mágico de la ecuación que venimos describiendo junto con la dieta. La ventaja de esto es que cuando haces un esfuerzo físico diferente al que estás acostumbrado comienzas a perder la grasa acumulada en lugares difíciles de atacar con solo la dieta y además libera una cantidad de endorfinas que ayudan a mejorar tu estado de ánimo y a sentirte con toda esa energía necesaria para salir adelante y enfrentar el día de la mejor manera.

La tonificación de músculos trae como consecuencia que la figura comience a moldearse y a verse mejor, además fortalece nuestros cuerpos y nos regala más fuerza en nuestras extremidades, nos arregla la postura y ayuda en el equilibrio físico y mental. Es ideal para tenerlo dentro de nuestra rutina.

Además, hay ejercicios muy fáciles de hacer y con excelentes resultados.

— Metas bien marcadas: esto es un incentivo directo para todas las personas que comienzan a hacer algo en la vida. Es como ahorrar para comprar un coche, sabes que debes trabajar un poco más y que además de eso quizá debas inhibirte de algunos lujos, pero, siempre teniendo en mente que pronto estarás conduciendo el coche de tus sueños y que todos esos sacrificios bien valen la pena.

Lo mismo pasa cuando se comienza un proceso como el del ayuno intermitente. Dejar de comer no es algo que a todos se nos dará de la mejor manera, pero, dentro de todas las cosas es lo de menos. Hay que batallar con la mente y con las tentaciones y la mejor manera de hacerlo es teniendo en cuenta las metas que nos llevaron a tomar la decisión de comenzar a ayunar. Hay que tenerlas presentes en cada momento, sobre todo en esos más difíciles de los primeros días cuando parece imposible mantenerse ante un régimen de esa magnitud.

Es un incentivo que nos impulsará a seguir adelante sin importar lo duro que sea en algún momento, pero, recordemos que con el tiempo te acostumbras y sobre todo cuando los resultados saltan a la vista.

— Escuchar música: esto es para todas las personas un placer que además mantiene en cerebro enfocado y nos llena de tranquilidad. Es una buena recomendación para aquellas personas que necesiten bajar un poco la ansiedad mientras están en las horas del ayuno.

La música activa zonas específicas en el cerebro que nos llevan a los mejores lugares y que además nos mantiene sumergidos en un momento realmente interesante, el tiempo pasará más rápido y nuestro cuerpo lo agradecerá en grande.

Todos tenemos un artista favorito, así que, es hora de desempolvar esos discos y tenerlos a la mano, ya que serán parte de nuestra transformación.

— Yoga: Esta práctica milenaria que tiene cientos de aplicaciones posibles en el mundo llena el cuerpo y el espíritu de manera simultánea de buenas vibras, pensamientos de sanación y nos puede servir como algo que nos ayude a enfocarnos en un mundo distante más allá de las comidas que debemos ingerir durante el ayuno.

Las propiedades positivas del yoga son cada vez más recomendadas por médicos en todos los países pues se ha convertido en una herramienta esencial para combatir malos hábitos y además fortalecer la mente y el cuerpo, así que, la concentración es lo que necesitas para pasar las horas de ayuno de una manera más llevadera y siempre aportando energías positivas a tu mente.

— Entretenerse de alguna manera: resolver crucigramas, ver un programa televisión, hacer lo quehacer del hogar o salir a la calle, son algunas de las maneras de poder pasar el tiempo sin pensar tanto en la comida. Además, debemos mantenernos alejados de todas aquellas cosas que no inciten a comer, sobre todo durante el proceso.

Se debe buscar la manera de sumergir nuestras mentes en todo aquello que nos produce malos pensamientos o nos lleve a caer en tentaciones, es por eso que todos y cada uno de los consejos anteriormente descritos son de suma importancia para todas las que quieran comenzar con el desayuno intermitente y tienen las herramientas para poder disminuir los riesgos de dejarlo a mitad de camino.

8
CONCLUSIONES

Al inicio de la existencia del ser humano no se tenía disponibilidad de alimentos como hoy en día, nuestros antepasados tenían que ayunar incluso hasta por varios días consecutivos debido a la escasez de alimentos, esto nos indica que el ayuno ha sido parte de la vida del hombre desde siempre, claramente al principio era algo que hacían inconscientemente y sólo para ahorra la poca comida que tenían.

Incluso muchas religiones han usado este maravilloso método, por ejemplo, los hindúes constantemente ayunan, dicen que la abstinencia ayuda a mantener el cuerpo limpio, por lo tanto, se mantiene sano y realmente tienen mucha razón.

Así que, esto del ayuno no es algo nuevo para el ser humano, solo que ahora se está practicando de una manera más eficaz llevando a cabo varios pasos que pueden ayudar a una persona a bajar de peso y además controlar parte de la ganancia muscular. Por supuesto que estas no son las únicas ventajas de este increíble método, el balance mental, emocional y algunas enfermedades que se pueden evitar son parte del gran abanico de bondades que nos brinda el ayuno intermitente, así que, vale la pena intentarlo.

El Ayuno Intermitente o Intermittent Fasting, es un método que consiste básicamente en comer un día sí y al otro día no, el cual se basa en dos partes o períodos, el tiempo de ayuna y la ventana de alimentación, y como todo tiene sus ventajas y desventajas, eso por eso que hay que prestar atención a cada una de las recomendaciones.

Nuestro cuerpo es tan perfecto y está muy bien diseñado, ya que posee diferentes hormonas que ayudan al buen funcionamiento del mismo, por ejemplo, la insulina, que cuando comemos ingerimos energía alimentaria y ésta es almacenada una parte en el hígado en forma de glucógeno, cuando el hígado está lleno esa energía alimentaria extra se va a convertir en grasa y se irá a los depósitos del cuerpo, donde se irá acumulando, a menos que se use.

Lo contrario pasa cuando ayunamos, los niveles de insulina van a descender y el cuerpo de inmediato va a reaccionar, esa energía alimentaria que fue almacenada, será usada, es lo que se conoce como quemar grasa. Esla manera será suministrada la energía necesaria para que el cuerpo se mantenga lleno de energía durante al menos 36 horas. El cuerpo está totalmente preparado de manera natural para no quedarse sin energía.

El ayuno intermitente se ha convertido en uno de los protocolos de alimentación más común en la última década. Es un estilo de alimentación en el que aprenderemos qué comer en vez de qué no comer, ya que no se va a dejar de ingerir alimentos, porque se trata, en realidad, de cuándo es que vamos a comer, se van a ir alternando los días entre ayunar y la ingesta.

La efectividad de este método ha sido estudiada por diversos expertos, pero existen pocas pruebas en humanos. La mayoría de las investigaciones han sido hechas por quienes la practican, y dan testimonios en base a sus propias experiencias que son bastante variadas y por supuesto no en todos tiene los mismos efectos ya que cada persona tiene una manera diferente de tolerar cada alimento que consume y la forma en cómo procesa este protocolo.

Al tratar de iniciarnos en este protocolo de alimentación, el cual tiene cierto grado de complejidad, es muy probable que nos surjan muchas dudas en cuanto a cómo iniciarnos o cuales elementos se deben tener en cuenta. Esto es muy lógico debido a que es una práctica relativamente nueva que ha ido tomando forma con el pasar de los últimos años, pero, que aún se encuentra en una fase de prueba y que cada día va sumando fuerza.

Las preguntas más frecuentes son:
¿Es bueno el ayuno intermitente para la salud?

Aunque siempre hemos escuchado que el desayuno es el alimento más importante del día, la respuesta a la pregunta anterior es sí, ya que nos va a ayudar a mejorar considerablemente nuestra salud, aparte de que es muy bueno si deseamos perder peso de manera efectiva y sana, hay que seguir ciertos pasos importantes y que hay que tomar en cuenta con mucho cuidado:

-Ayunar de dos a tres días por semana, no de manera consecutivos, debe tener al menos un día intermedio.

-Mantener los ayunos en un lapso de duración entre 12 y 16 horas cada día.

-En los días de ayuno, hacer solo ejercicios físicos suaves, como yoga, taichí o rutinas de cardio ligero.

-Se puede agregar un día extra de ayuno después de dos semanas consecutivas, pero, sólo si la persona se siente bien al hacerlo.

-No olvidar el consumo de suficiente agua, es muy importante mantener la hidratación máxima del cuerpo constantemente. Dejar de tomar agua es una gran falta.

¿La mujer puede hacer el ayuno intermitente?

Sí, la mujer puede hacer ayuno intermitente, aunque se le hará un poco más difícil ya que a la mujer ante cualquier señal de inanición la hormona del hambre aumentará, para que busque la manera de alimentarse. Es un mecanismo natural de su organismo y no se podrá evitar sino después de un tiempo de comenzada la práctica.

¿La mujer menopáusica puede hacer ayuno intermitente?

Sí, aunque hay que prestar extrema atención a las señales que el cuerpo pueda enviar, ya que en algunos casos llega a producirse un aumento en los síntomas de climaterio, por el cambio brusco de alimentación.

Pero, si se recomienda ya que la masa muscular se va perdiendo con los años y es una excelente opción para recuperar esa masa y tonificarla, aparte de que nos ayudará a perder peso.

A pesar de los increíbles beneficios que este método de alimentación aporta al cuerpo, también puede causar algunos desequilibrios si no se lleva a cabo de forma correcta, es por eso que hay que prestar mucha atención a cada una de las señales que el cuerpo nos pueda dar, además de otros puntos importantes:

-Las mujeres tienden a ser más sensibles ante los síntomas del ayuno, de manera inmediata el organismo se da cuenta de la falta de alimento, lo que desencadenara un aumento de las hormonas que regulan el hambre como la leptina.

-Lo que va a provocar un desbalance hormonal lo que va a llevar incluso a interferir en la fertilidad.

-Puede afectar en el período menstrual, también hará que disminuya el tamaño de los ovarios.

¿Cómo hago para bajar de peso con el ayuno intermitente?

Para lograrlo es necesario seguir las indicaciones que el ayuno nos da para así obtener los mejores resultados:

-Escoger el tipo de ayuno que queremos hacer y el que se adapte a nuestras necesidades.

-Planear lo que se va a comer con un día de anterioridad.

-Hacer ejercicios físicos al menos por media hora al día.

-Hacer el ayuno intermitente por lo menos durante un mes consecutivo y ser constante.

-Evitar comer carbohidratos altos en calorías durante la ventana de alimentación.

Entre los múltiples beneficios que el ayuno intermitente aporta a nuestro cuerpo son numerosos:

-Incrementa los niveles de energía.

-Mejora el pensamiento, la cognición y la memoria.

-Disminuye la resistencia a la insulina, ya que cuando nuestro cuerpo agota las reservas de glucosa, comienza a metabolizar la grasa, la cual no requiere insulina.

-Mejora el sistema inmunológico, disminuyendo el riesgo de diabetes.

-Optimiza la salud cardiovascular.

-Favorece la creación de músculos.

-Previene el cáncer.

-Reduce la inflamación crónica.

-Repara la piel uñas y cabellos.

-Incrementa la producción del factor neurotrópico de crecimiento del cerebro, una proteína que promueve el crecimiento y la protección de las neuronas, haciéndonos más resistentes al estrés neurológico y a las enfermedades neurodegenerativas.

El ayuno intermitente también tiene sus efectos secundarios en las mujeres, aunque no en todas las mujeres, y normalmente son efectos soportables y que solo se presentan durante los primeros días de ayuno:

-Hambre: aunque parezca evidente, sí, sentirás mucha hambre los primeros días y es cuanta mayor fuerza de voluntad debes poner. Poco a poco tu cuerpo se irá adaptando y será más soportable hasta que finalmente no te afecte más.

-Mal aliento: es el mismo aliento que se produce cuando no desayunas y tu cuerpo utiliza la energía almacenada especialmente en el tejido graso de tu cuerpo. Tomar tragos de agua te ayudará a disminuir el olor.

-Problemas de concentración.

-Falta de energía.

-Cambios de humor.

-Dolor de cabeza.

EXISTEN MUCHOS TIPOS DE AYUNO INTERMITENTES, PERO LOS recomendables para la mujer y los que realmente benefician considerablemente la salud son:

- El ayuno de 12 horas
- El ayuno 16:8
- El ayuno 5:2
- Alternando los días de ayuno
- El ayuno de 24 horas semanales
- El ayuno del guerrero
- El ayuno Crescendo

Hay que tomar en cuenta cada uno de estos factores para llevar a cabo un ayuno intermitente que no afecte la salud de la persona y que también le de los resultados que espera obtener. Toda práctica lleva consecuencias que más que ayudarnos, nos pueden afectar de una u otra forma, es por eso que hay que saber combinar las cosas para que exista un equilibrio coherente y que mantenga a la persona emotivamente feliz para continuar con el ayuno intermitente.

Es por eso que se recomienda combinarlo con una dieta balanceada libre de grasas y azúcares y con ejercicio leve a fuerte dependiendo del nivel que se encuentre la persona.

Las rutinas de ejercicios nos ayudarán a tonificar lo músculos, esto es una ventaja para las personas que necesiten bajar de peso porque gracias a la actividad física la grasa, que es el principal factor de gordura, va desapareciendo poco a poco y va dando paso a la formación de músculo sano. Para las mujeres y hombre en una edad más avanzada los ayudará a no perder la masa muscular que se va reduciendo naturalmente con el paso del tiempo, sus cuerpos empiezan a responder de manera diferente para tener la energía suficiente siempre.

Además, el ejercicio ayuda a mantener la mente sana ya que cuando se realiza el cuerpo segrega sustancias que relajan naturalmente y mantienen el ánimo en alto, además, si se practica a tempranas horas, genera la energía necesaria para poder pasar el día lleno de entusiasmo.

La actividad física en la casa o en un gimnasio combinado con el ayuno intermitente es una gran estrategia para rebajar y poder estar en forma, que es una de las razones más comunes para comenzar con esta práctica.

Si esto le agregamos lo que veníamos hablando sobre la dieta y la buena alimentación, se podrá tener un hábito prácticamente perfecto que arrojarás grandes cambios rápidamente y dará la motivación necesaria para continuar y seguir con este tipo de alimentación de la nueva era.

Cabe destacar que los resultados se obtienen de manera diferente en todas las personas y es necesario tener eso en cuenta siempre para no caer en falsas ilusiones, quizá un par de mujeres que comiencen a hacer el ayuno intermitente para bajar algunos kilitos, obtengan resultados parecidos o probablemente muy diferentes, lo que puede llevar a una de ella a sentirse mal y querer dejar la actividad por "simplemente no le funcionó", pero, es totalmente falso, puesto a que los depósitos de grasa y en cada organismo se deshacen de las misma en periodos y maneras diferentes.

Aquí es cuando se debe tener en cuenta que una de las principales cosas que cada persona necesita para llevar a cabo esta práctica es la paciencia. Desesperarse en ver los resultados solo la llenará de ansias y quizá sus ganas de seguir se desvanezcan por completo, pero, no. Todas las personas que decidan iniciarse en el ayuno intermitente deben mantener la mente positiva y llena de pensamientos que las ayuden a seguir adelante.

Una de las recomendaciones al respecto, es recordar la razón que la llevó a tomar la decisión de comenzar con ese ayuno. Quizá se visualizó una vez en el espejo con algunos kilos menos y vistiendo ese bikini con el que tanto sueña, entonces mantener esa imagen cada día es la que hará que las cosas se hagan con más ganas y sean mucho más viables, debemos darnos ánimos nosotros mismo para poder estar siempre contentos y con en autoestima en alto.

Entonces, mantener la mente con pensamientos positivos es lo que ayudará a pasar por los momentos más amargos del ayuno intermitente sobre todo en los primeros días cuando las cosas se hacen tan difíciles ya que el hambre ataca de la peor manera posible, el cuerpo sólo no entenderá la razón por la cual no está recibiendo los alimentos que precisa, así que, se necesitará de un tiempo prudencial para poder adaptarse al nuevo modelo alimenticio.

No caer en tentaciones durante las horas de ayuno parece ser una tarea difícil, pero, si se busca una estrategia, las cosas terminarán siendo mucho mejores. Escuchar música, ver televisión, leer un libro o buscar algún método como la resolución de crucigramas o hasta el yoga para mantener la mente ocupada es lo mejor que se puede hacer, pues mientras se esté pensando en la hora para comer, las cosas se pondrán mucho más duras.

También se pueden escalonar las metas a largo plazo para no hacerlo tan lejano. Es decir, colocar pequeñas metas en el mes para llevar a la meta mayor, también se puede hacer a diario, pero, todo esto depende de la persona que lo esté realizando. Esto ayudará a la mente a pensar en períodos más cortos y así se mantendrá motivada, que es algo que no se puede perder en ningún momento.

Al cabo de unas semanas las cosas comenzarán a ser un poco más fáciles y permitirán hacer las actividades de la mejor manera posible, el cuerpo es un templo de costumbres, así que, es mejor llevarlo con calma para evitar que se colapse de una u otra manera.

No todos los ayunos intermitentes son iguales, así que, se recomienda buscar la ayuda de algún experto que pueda guiar a las personas de la mejor manera posible, aunque se puede conseguir mucha información por medios digitales, pero, nunca está de más la plática con un especialista, o mejor aún, con una persona que ya lo haya hecho y que pueda darle su punto de vista y las experiencias vividas con el proceso que normalmente termina siendo un nuevo hábito en la persona y termina quedándose con la práctica.

El ayuno intermitente cada vez se va haciendo más popular dentro del a industria del cine. Los actores son personas completamente ocupadas que necesitan llevar una alimentación completamente balanceada y en caso deberán adaptar sus cuerpos a los papeles que les toque, es por eso que han conseguido una buena alternativa en el ayuno intermitente que termina siendo una gran alternativa para ellos.

Así bien, podemos asegurar que los resultados serán positivos siempre y cuando la persona esté consciente de lo que realmente significa el método y la manera correcta de llevarlo, nadie puede saber con exactitud los meses que esto pueda durar para hacer efecto, pero, si se combina con la dieta y el entrenamiento adecuado, las cosas serán muy diferentes y arrojará los mejores resultados.

Mantén una vida equilibrada y llena de pensamientos positivos, además, puedes proponerte la meta de tener una mejor vida a nivel mental y físico, evitar el estrés, la mala alimentación y los vicios. Esa es la única manera de encontrar los caminos correctos y poder estar en paz y si el ayuno intermitente te ayudará en todo ese proceso, entonces, úsalo de la forma apropiada y hazlo parte de tu rutina diaria.

ACERCA DEL AUTOR

A modo de concluir con este libro y agradecerte por tomarte el tiempo de leerlo, quería aclarar algunas cosas antes de culminar. Muchas personas han probado el Ayuno Intermitente, algunos con éxito otros con resultados moderados, pero todos con resultados en fin, lo importante es que tengas en mente que dos personas nunca van a responder de igual manera al proceso, es por esto que te recomiendo que siempre escuches a tu cuerpo, ve las señales que te envía, si te ves en una situación en la cual te sientes débil no solo en lo que respecta a tu cuerpo sino también anímicamente hablando, solo date un respiro, suspende por unos días y vuelve a comenzar, si vez que esto es recurrente solo cambia de método.

Pero bueno no se obtienen resultados solo hablando así que, está bueno que hayas tomado la decisión de comenzar con el Ayuno Intermitente, y comprar este libro fue el primer paso, pero en este momento quiero que te motives y tomas acción masiva hacia tu objetivo ya sea liberar tu mente, dejar de lado el estrés, perder peso, vivir mejor y en paz, etc., el ayuno no es una caminata, es una carrera y debes llegar hacia el final y como toda carrera te tienes que preparar de a poco para llegar al final, no te lanzas de una a correr sin ninguna intención ni ningún objetivo en la cabeza.

Por ultimo me gustaría pedirte que si encontraste en este libro una gran ayuda, me gustaría saber tus comentarios dejándome una review de este libro para poder mejorarlo y continuar brindando grandes libros a ustedes, mis lectores, a los cuales aprecio mucho.

Sin más, me despido
Un abrazo grande
Dr Jessica Foss

Made in the USA
Monee, IL
31 March 2021